Pooja Bijarniya
Nimish Agarwal
D. S. Gupta

Métodos de controlo da hemorragia em cirurgias dentoalveolares

Pooja Bijarniya
Nimish Agarwal
D. S. Gupta

Métodos de controlo da hemorragia em cirurgias dentoalveolares

ScienciaScripts

Imprint

Cover image: www.ingimage.com

This book is a translation from the original published under ISBN 978-620-7-47485-1.

Publisher:
Sciencia Scripts
is a trademark of
Dodo Books Indian Ocean Ltd. and OmniScriptum S.R.L publishing group

120 High Road, East Finchley, London, N2 9ED, United Kingdom
Str. Armeneasca 28/1, office 1, Chisinau MD-2012, Republic of Moldova, Europe
Printed at: see last page
ISBN: 978-620-7-49023-3

Índice

Introdução

O sangue é o fluido circulatório do corpo humano. É constituído por um líquido rico em proteínas, denominado plasma. Tem elementos celulares: glóbulos brancos, glóbulos vermelhos e plaquetas.

Normalmente, o sangue humano contém 4000 a 11.000 glóbulos brancos por microlitro. Os glóbulos vermelhos (eritrócitos) transportam a hemoglobina na circulação. Nos seres humanos, sobrevivem na circulação durante uma média de 120 d. A contagem média normal de glóbulos vermelhos é de 5,4 milhões/μL nos homens e de 4,8 milhões/μL nas mulheres. As plaquetas são pequenos corpos granulados que se agregam nos locais de lesão vascular. Não têm núcleo e têm 2-4 μm de diâmetro. Existem cerca de 300.000/μL de sangue circulante, e normalmente têm uma meia-vida de cerca de 4 dias.

A parte fluida do sangue é o plasma, que contém iões, moléculas inorgânicas e moléculas orgânicas que circulam para várias partes do corpo e ajudam no transporte de substâncias. O volume normal do plasma é cerca de 5% do peso corporal, ou seja, aproximadamente 3500 ml num homem de 70 kg.

A hemostase é o processo de formação de coágulos nas paredes dos vasos sanguíneos danificados e de prevenção da perda de sangue, mantendo o sangue num estado fluido dentro do sistema vascular. Um conjunto de mecanismos sistémicos complexos e inter-relacionados funciona para manter um equilíbrio entre a coagulação e a anticoagulação. O sistema hemostático humano proporciona um equilíbrio natural entre as forças pró-coagulantes e anticoagulantes. As forças pró-coagulantes incluem a adesão e agregação plaquetárias e a formação de coágulos de fibrina; as forças anticoagulantes incluem os inibidores naturais da coagulação e da fibrinólise.

RESPOSTA À LESÃO: Quando um pequeno vaso sanguíneo é danificado, a lesão dá início a uma série de eventos que levam à formação de um coágulo. Este sela a região danificada e impede a perda de sangue. O evento inicial é a constrição do vaso e a formação de um tampão hemostático temporário de plaquetas que é desencadeado quando as plaquetas se ligam ao colagénio e se agregam. Segue-se a conversão do tampão no coágulo definitivo.

MECANISMO DE COLOTAÇÃO: A agregação solta de plaquetas no tampão temporário é ligada e convertida no coágulo definitivo pela fibrina.

A formação de fibrina envolve uma cascata de reacções enzimáticas e uma série de factores de coagulação numerados. A reação fundamental é a conversão da proteína plasmática solúvel fibrinogénio em fibrina insolúvel. A fibrina é inicialmente uma malha solta de fios entrelaçados. É convertida pela formação de ligações cruzadas covalentes num agregado denso e apertado (estabilização). Esta última reação é catalisada pelo fator XIII ativado e requer Ca2+.

A origem da hemorragia pode ser de tecido duro (osso) ou de tecido mole (gengiva), e pode ser classificada como hemorragia arterial, venosa ou capilar com base na origem do vaso envolvido. A identificação da origem da hemorragia requer uma boa iluminação, retração adequada e aspiração completa[1] .

Nos grandes procedimentos cirúrgicos orais e maxilofaciais, o electrocautério e as ligaduras de sutura são mais frequentemente utilizados para controlar a hemorragia de vasos pequenos e grandes. No entanto, quando existe exsudação generalizada e a pressão não é eficaz, a utilização de instrumentos electrocirúrgicos pode pôr em perigo os dentes ou os nervos, podendo ser necessários agentes hemostáticos tópicos. Um dos métodos mais comuns de controlo da hemorragia intra-operatória envolve a utilização de um agente hemostático tópico. Os agentes hemostáticos locais permitem controlar a hemorragia externa, aumentando ou acelerando o processo natural de coagulação através de várias reacções físicas entre o agente e o sangue ou por meios mecânicos[2] .

Os agentes hemostáticos locais são os compostos que são aplicados localmente para controlar a hemorragia superficial e a exsudação capilar. Um bom agente deve conseguir a hemostase num curto período de tempo; deve ser biocompatível, não deve retardar a cicatrização e deve funcionar melhor para um determinado procedimento cirúrgico[1] .

A hemostase pode ser conseguida através de diferentes métodos hemostáticos, tais como -métodos mecânicos, térmicos/energéticos -e químicos (farmacológicos-). Os métodos convencionais de controlo da hemorragia incluem o electrocautério, a sutura e a compressão manual. Com base nas suas utilizações terapêuticas, utilizámos a hemocoagulase como agente hemostático tópico. Com a hemocoagulase consegue-se uma hemostase adequada após os procedimentos cirúrgicos orais menores e também se provou ser benéfica na promoção da cicatrização de feridas[3] .

As esponjas de gelatina absorvíveis, a celulose oxidada, a cola de fibrina e as esponjas de colagénio têm sido os agentes hemostáticos locais mais frequentemente utilizados, tendo-se revelado todos eficazes sem diferenças significativas[4] .

A hemostase pode ser obtida através de diferentes métodos hemostáticos, tais como métodos mecânicos, térmicos/energéticos e químicos (farmacológicos). A hemostase durante a cirurgia beneficia o doente, a equipa cirúrgica e a instituição de saúde. A escolha do agente hemostático adequado e o momento da sua aplicação requerem a compreensão do mecanismo de ação, da eficácia e dos possíveis efeitos adversos dos vários agentes hemostáticos, incluindo os agentes hemostáticos absorvíveis, os agentes hemostáticos tópicos biologicamente activos e os agentes administrados por via sistémica[5-8] .

As extracções dentárias em doentes sob tratamento anticoagulante oral (TAO) são atualmente realizadas evitando, sempre que possível, qualquer modificação do regime anticoagulante e utilizando agentes hemostáticos locais[9-12] . De facto, qualquer alteração do tratamento anticoagulante oral expõe os doentes a eventos tromboembólicos, por vezes fatais, ao passo que as extracções realizadas com a continuação do tratamento anticoagulante oral, mantendo o rácio normalizado internacional (INR) dentro do intervalo de tratamento, só podem estar associadas a complicações hemorrágicas não fatais[4,9,13-21] . Os pacientes com distúrbios hemorrágicos que são submetidos a extracções dentárias correm o risco de hemorragia prolongada ou excessiva. O controlo da hemostase no local da cirurgia é conseguido na maioria das instituições médicas através da utilização de modalidades sistémicas, tais como a infusão preventiva de factores de coagulação nos doentes que deles são deficientes, ou a infusão de trombócitos nos doentes com trombocitopenia ou trombocitopatia. A outra abordagem ao controlo da hemostase consiste em corrigir a cascata de coagulação no local da extração, para além da[22,23] ou em vez da terapia de substituição sistémica.

O objetivo desta dissertação é fazer uma revisão da literatura sobre os agentes hemostáticos locais no tratamento da hemorragia em cirurgia oral, o seu mecanismo de ação, utilizações e contra-indicações.

CAPÍTULO 2
SANGUE

SANGUE

O sangue é um tecido conjuntivo fluido que consiste em plasma, células sanguíneas e plaquetas. Circula por todo o nosso corpo, fornecendo oxigénio e nutrientes a várias células e tecidos. É portador de substâncias e bombeado pelo coração através de um sistema fechado de vasos sanguíneos.

PROPRIEDADES DO SANGUE

1. Cor: O sangue é de cor vermelha. O sangue arterial é vermelho escarlate porque contém mais oxigénio e o sangue venoso é vermelho púrpura porque contém mais dióxido de carbono.

2. Volume: O volume médio de sangue de um adulto normal é de 5 L. Num recém-nascido, o volume é de 450 ml. Aumenta durante o crescimento e atinge 5 L na altura da puberdade. Nas mulheres, o volume é ligeiramente inferior, sendo de cerca de 4,5 L. Num adulto jovem normal e saudável, com um peso de cerca de 70 kg, o volume corresponde a cerca de 8% do peso corporal.

3. Reação e pH: O sangue é ligeiramente alcalino e o seu pH em condições normais é de 7,4.

4. Gravidade específica:

- Gravidade específica do sangue total: 1,052 a 1,061

- Gravidade específica das células sanguíneas: 1,092 a 1,101

- Gravidade específica do plasma: 1,022 a 1,026

5. Viscosidade: O sangue é cinco vezes mais viscoso do que a água. Esta viscosidade deve-se principalmente aos glóbulos vermelhos e às proteínas plasmáticas.

FUNÇÕES DO SANGUE

1. Função nutritiva: As substâncias nutritivas, como a glicose, os aminoácidos, os lípidos e as vitaminas, derivadas dos alimentos digeridos, são absorvidas pelo trato gastrointestinal e transportadas pelo sangue para diferentes partes do corpo, para crescimento e produção de energia.

2. Função respiratória: O transporte dos gases respiratórios (O_2 e CO_2) é efectuado pelo sangue.

3. Função excretora: Os produtos residuais formados nos tecidos durante as várias actividades metabólicas são removidos pelo sangue, que os transporta para os órgãos excretores, como os rins, a pele, o fígado, etc., para serem excretados.

4. Transporte de hormonas e enzimas: As hormonas segregadas por glândulas sem ductos (endócrinas) são libertadas diretamente no sangue.

5. Regulação do equilíbrio hídrico: O conteúdo de água do sangue é livremente permutável com o líquido intersticial. Este facto contribui para a regulação do teor de água do organismo.

6. Regulação do equilíbrio ácido-base: As proteínas plasmáticas e a hemoglobina actuam como tampões e ajudam na regulação do equilíbrio ácido-base.

7. Regulação da temperatura corporal: O elevado calor específico do sangue é responsável pela manutenção do mecanismo termorregulador do organismo.

8. Função de armazenamento: Os tecidos necessitam constantemente de água e de algumas substâncias importantes como as proteínas, a glucose, o sódio e o potássio. Estas substâncias são retiradas do sangue em condições como a fome, a perda de fluidos, a perda de electrólitos, etc.

9. Função de defesa: O sangue desempenha um papel importante na defesa do organismo. - Os glóbulos brancos são responsáveis por esta função. Os neutrófilos e os monócitos absorvem as bactérias por fagocitose. Os linfócitos estão envolvidos no desenvolvimento da imunidade. Os eosinófilos são responsáveis pela desintoxicação, desintegração e remoção de proteínas estranhas.

COMPOSIÇÃO DO SANGUE

- O sangue contém as células sanguíneas, designadas por elementos, e a parte líquida, designada por plasma.

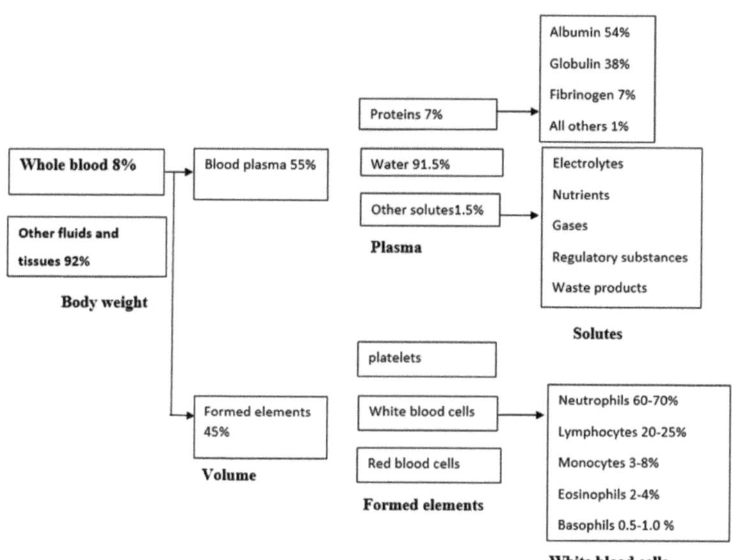

FIGURA 1: - PRINCIPAIS COMPONENTES DO SANGUE TOTAL

ELEMENTOS FORMADOS (CONTEÚDO CELULAR DO SANGUE)

- Existem três tipos de células no sangue:

1. Glóbulos vermelhos (RBC) ou eritrócitos
2. Glóbulos brancos (WBC) ou leucócitos
3. Plaquetas ou trombócitos.

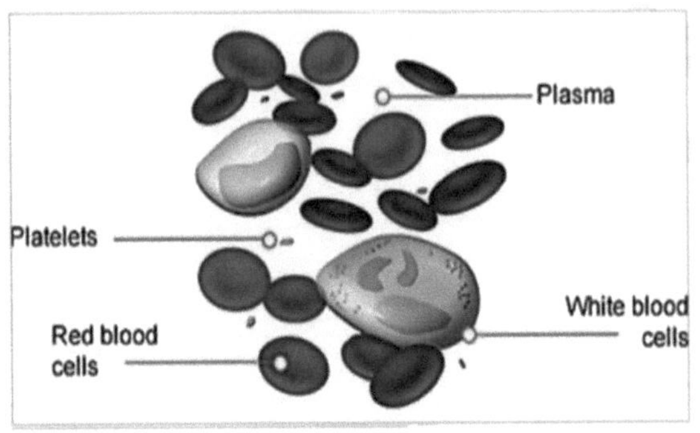

FIGURA 2: - ELEMENTOS FORMADORES DO SANGUE

VALOR DE HEMATOCRITOS ou VOLUME DE CÉLULAS EMBALADAS (PCV)

- Se o sangue for colhido num tubo de hematócrito juntamente com um anticoagulante adequado e centrifugado durante 30 minutos a uma velocidade de 3000 rotações por minuto (rpm), os glóbulos vermelhos depositam-se no fundo e o plasma claro no topo.

- O plasma forma 55% e os glóbulos vermelhos 45% do sangue total.

- O volume de glóbulos vermelhos expresso em percentagem é designado por valor do hematócrito ou volume de células compactas (PCV).

- Entre o plasma e os glóbulos vermelhos, existe uma fina camada de revestimento branco.

- Esta camada branca é formada pela agregação de glóbulos brancos e plaquetas.

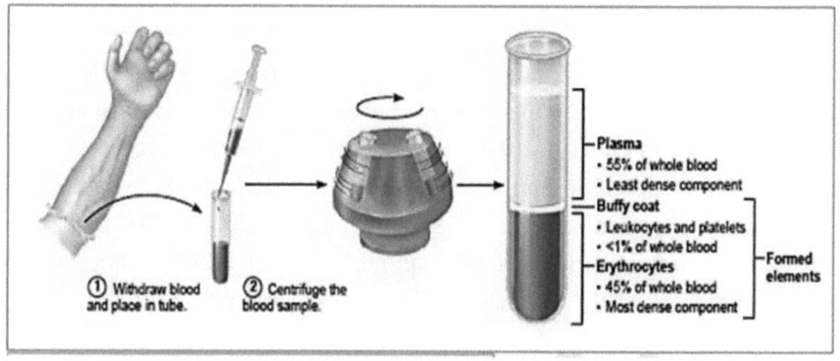

FIGURA 3: - PRINCIPAIS COMPONENTES DO SANGUE TOTAL

PLASMA

- O plasma sanguíneo é um líquido de cor amarela pálida e o seu volume total num adulto é de aproximadamente 2,5-3L.

- O plasma constitui aproximadamente 55% do volume do sangue. Contém 91% a 92% de água e 8% a 9% de sólidos.

- Os sólidos são as substâncias orgânicas e inorgânicas.

- os constituintes do plasma são[63] :

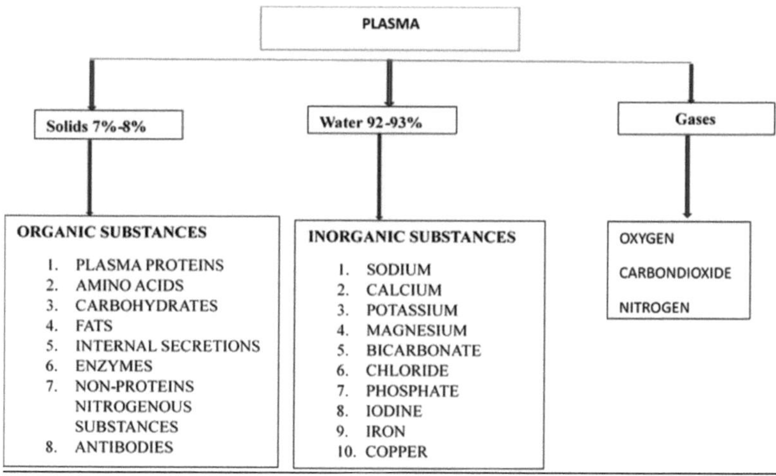

FIGURA 4: - COMPOSIÇÃO DO PLASMA

PROTEÍNAS PLASMÁTICAS

As proteínas plasmáticas são constituídas por fracções de albumina, globulina e fibrinogénio. A maioria das paredes capilares é relativamente impermeável às proteínas do plasma, pelo que as proteínas exercem uma força osmótica de cerca de 25 mm Hg através da parede capilar, conhecida como pressão oncótica, que puxa a água para o sangue. As proteínas plasmáticas são também responsáveis por 15% da capacidade tampão do sangue devido à fraca ionização dos seus grupos COOH e NH2 substituintes. No pH plasmático normal de 7,40, as proteínas encontram-se maioritariamente na forma aniónica. As proteínas plasmáticas podem ter funções específicas (por exemplo, os anticorpos e as **proteínas relacionadas com a coagulação do sangue**), enquanto outras funcionam como transportadoras de várias hormonas, outros solutos e fármacos.

FACTOR	NOMES
I	FIBRINOGÉNIO
II	PROTHROMBIN
III	TROMBOPLASTINA
IV	CÁLCIO
V	FACTOR DE LABORATÓRIO
VII	FACTOR ESTÁVEL
VIII	FACTOR ANTI-HEMOFÍLICO A
IX	FACTOR ANTI-HEMOFÍLICO B
X	FACTOR DE POTÊNCIA STUART
XI	FACTOR ANTI-HEMOFÍLICO C
XII	FACTOR HAGMEN
XIII	FACTOR ESTABILIZADOR DA FIBRINA

Figura 5: sistema de designação dos factores de coagulação do sangue

ORIGEM DAS PROTEÍNAS PLASMÁTICAS

Os anticorpos circulantes são **produzidos pelos linfócitos**. A maioria das outras proteínas plasmáticas é **sintetizada no fígado**. Estas proteínas têm as suas principais funções. Os dados sobre o turnover da albumina mostram que a sua síntese desempenha um papel importante na manutenção dos níveis normais. Em humanos adultos normais, o nível de albumina plasmática é de 3,5 a 5,0 g/dL, e o pool total de albumina permutável é de 4,0 a 5,0 g/kg de peso corporal; 38-45% desta albumina é intravascular, e o restante está na pele. Entre 6% e 10% do pool permutável é degradado por dia, e a albumina degradada é substituída pela síntese hepática de 200 a 400 mg/kg/d. A albumina é provavelmente transportada para as áreas extravasculares por transporte vesicular através das paredes dos capilares. A síntese de albumina é cuidadosamente regulada. Diminui durante o jejum e aumenta em condições como a nefrose, em que há uma perda excessiva de albumina.

Name	Principal Function	Binding Characteristics	Serum or Plasma Concentration
Albumin	Binding and carrier protein; osmotic regulator	Hormones, amino acids, steroids, vitamins, fatty acids	4500–5000 mg/dL
Orosomucoid	Uncertain; may have a role in inflammation		Trace; rises in inflammation
α_1-Antiprotease	Trypsin and general protease inhibitor	Proteases in serum and tissue secretions	1.3–1.4 mg/dL
α-Fetoprotein	Osmotic regulation; binding and carrier protein[a]	Hormones, amino acids	Found normally in fetal blood
α_2-Macroglobulin	Inhibitor of serum endoproteases	Proteases	150–420 mg/dL
Antithrombin-III	Protease inhibitor of intrinsic coagulation system	1:1 binding to proteases	17–30 mg/dL
Ceruloplasmin	Transport of copper	Six atoms copper/mol	15–60 mg/dL
C-reactive protein	Uncertain; has role in tissue inflammation	Complement C1q	< 1 mg/dL; rises in inflammation
Fibrinogen	Precursor to fibrin in hemostasis		200–450 mg/dL
Haptoglobin	Binding, transport of cell-free hemoglobin	Hemoglobin 1:1 binding	40–180 mg/dL
Hemopexin	Binds to porphyrins, particularly heme for heme recycling	1:1 with heme	50–100 mg/dL
Transferrin	Transport of iron	Two atoms iron/mol	3.0–6.5 mg/dL
Apolipoprotein B	Assembly of lipoprotein particles	Lipid carrier	
Angiotensinogen	Precursor to pressor peptide angiotensin II		
Proteins, coagulation factors II, VII, IX, X	Blood clotting		20 mg/dL
Antithrombin C, protein C	Inhibition of blood clotting		
Insulinlike growth factor I	Mediator of anabolic effects of growth hormone	IGF-I receptor	
Steroid hormone-binding globulin	Carrier protein for steroids in bloodstream	Steroid hormones	3.3 mg/dL
Thyroxine-binding globulin	Carrier protein for thyroid hormone in bloodstream	Thyroid hormones	1.5 mg/dL
Transthyretin (thyroid-binding prealbumin)	Carrier protein for thyroid hormone in bloodstream	Thyroid hormones	25 mg/dL

Figura 6: Algumas das proteínas sintetizadas pelo fígado: Funções e propriedades fisiológicas

HIPOPROTEINEMIA Os níveis de proteínas plasmáticas são mantidos durante a inanição até que as reservas de proteínas do corpo estejam acentuadamente esgotadas. No entanto, na inanição prolongada e nas síndromes de má absorção devidas a doenças intestinais, os níveis de proteínas plasmáticas são baixos (hipoproteinemia). Também são baixos na doença hepática, porque a síntese proteica hepática está deprimida, e na nefrose, porque grandes quantidades de albumina são perdidas na urina. Devido à diminuição da pressão oncótica plasmática, tende a desenvolver-se edema. Raramente, existe uma ausência congénita de uma ou outra proteína plasmática. Um exemplo de deficiência proteica congénita é a forma congénita de afibrinogenemia, caracterizada por uma coagulação sanguínea deficiente.

SÉRIE

- O soro é o líquido transparente cor de palha que escorre do coágulo sanguíneo após cerca de 45 minutos.

- Quando o sangue é derramado ou recolhido num recipiente, coagula.

- Neste processo, o fibrinogénio é convertido em fibrina e as células sanguíneas ficam presas nesta fibrina, formando o coágulo sanguíneo.

- O volume do soro é quase o mesmo que o do plasma (55%).

- Só se distingue do plasma pela ausência de fibrinogénio, ou seja, o soro contém todos os outros constituintes do plasma, exceto o fibrinogénio.

- Soro = Plasma - Fibrinogénio

PLACAS

- As plaquetas ou trombócitos são os elementos formados do sangue.

- As plaquetas são pequenas células sanguíneas incolores constituídas por um pouco de citoplasma rodeado por uma membrana plasmática.

- As plaquetas são pequenas células sanguíneas incolores constituídas por um pouco de citoplasma rodeado por uma membrana plasmática.

- Não são nucleados e são relativamente considerados como fragmentos de citoplasma.

- São produzidos na medula óssea a partir de megacariócitos.

- Têm aproximadamente 2-4 μm de diâmetro.

- Normalmente, as plaquetas têm várias formas, esféricas ou em forma de bastão, e tornam-se ovais ou em forma de disco quando são inactivadas. Por vezes, as plaquetas têm forma de sino, de vírgula, de charuto ou qualquer outra forma invulgar.

- O tempo de vida é de aproximadamente 5-9 dias.

- A superfície das plaquetas contém proteínas e glicoproteínas que lhes permitem aderir a outras proteínas, como o colagénio nos tecidos conjuntivos.

- As plaquetas desempenham um papel vital na perda de sangue através da formação de tampões de plaquetas, que selam os orifícios nos vasos sanguíneos e libertam substâncias químicas que **ajudam na coagulação do sangue**.

- Se o **número de plaquetas for baixo, podem ocorrer hemorragias excessivas**.

- Se o **número aumentar, podem formar-se coágulos sanguíneos (trombose) que podem provocar** um acidente vascular cerebral, uma trombose venosa profunda, um ataque cardíaco ou uma embolia pulmonar.

- Contagem baixa de plaquetas (trombocitopenia)

GLÓBULOS BRANCOS

Normalmente, o sangue humano contém 4000 a 11 000 glóbulos brancos por microlitro. Destes, os granulócitos (leucócitos polimorfonucleares, PMNs) são os mais numerosos. Os granulócitos jovens têm núcleos em forma de ferradura que se tornam multilobados à medida que as células envelhecem. A maioria contém grânulos neutrofílicos (neutrófilos), mas alguns contêm grânulos que se coram com corantes ácidos (eosinófilos) e outros têm grânulos basófilos (basófilos). Os outros dois tipos de células que se encontram normalmente no sangue periférico são os linfócitos, que têm núcleos redondos grandes e citoplasma escasso, e os monócitos, que têm citoplasma agranular abundante e núcleos em forma de rim. Actuando em conjunto, estas células fornecem ao organismo defesas poderosas contra tumores e infecções virais, bacterianas e parasitárias.

Cell	Cells/μL (average)	Approximate Normal Range	Percentage of Total White Cells
Total white blood cells	9000	4000–11,000	...
Granulocytes			
Neutrophils	5400	3000–6000	50–70
Eosinophils	275	150–300	1–4
Basophils	35	0–100	0.4
Lymphocytes	2750	1500–4000	20–40
Monocytes	540	300–600	2–8
Erythrocytes			
Females	4.8×10^6	...	...
Males	5.4×10^6	...	...
Platelets	300,000	200,000–500,000	...

Figura 7: Valores normais para os elementos celulares no sangue

GLÓBULOS VERMELHOS

Os glóbulos vermelhos (eritrócitos) transportam a hemoglobina na circulação. São discos bicôncavos que são produzidos na medula óssea. Nos mamíferos, perdem os seus núcleos antes de entrarem na circulação. Nos seres humanos, sobrevivem na circulação durante uma média de 120 d. A contagem média normal de glóbulos vermelhos é de 5,4 milhões/μL nos homens e de 4,8 milhões/μL nas mulheres. Cada glóbulo vermelho humano tem cerca de 7,5 μm de diâmetro e 2 μm de espessura, e cada um contém aproximadamente 29 pg de hemoglobina. Assim, existem cerca de 3×10^{13} glóbulos vermelhos e cerca de 900 g de hemoglobina no sangue circulante de um homem adulto[1].

CAPÍTULO 3

HEMORRHAGE

TIPOS DE HEMORRAGIA [96]

A classificação de uma hemorragia é importante, uma vez que tem implicações clínicas directas. A hemorragia após um procedimento cirúrgico oral menor pode ser classificada em relação ao momento:

- HEMORRAGIA PRIMÁRIA: A hemorragia ocorre no momento da cirurgia.

- HEMORRAGIA REACCIONAL: Hemorragia que ocorre 2-3 horas após o procedimento como resultado da cessação da vasoconstrição.

- HEMORRAGIA SECUNDÁRIA: Hemorragia que ocorre até 14 dias após a cirurgia. A causa mais provável é, supostamente, uma infeção. A hemorragia também pode ser classificada de acordo com o local afetado: Tecido mole, Osso, Vascular.

Nos grandes procedimentos cirúrgicos orais e maxilofaciais e nos procedimentos cirúrgicos periodontais, o electrocautério e as ligaduras de sutura são mais frequentemente utilizados para controlar a hemorragia de vasos pequenos e grandes. No entanto, se houver exsudação generalizada e quando a pressão não for eficaz e a utilização de instrumentos electrocirúrgicos puder pôr em perigo os dentes ou os nervos adjacentes, pode ser necessário utilizar agentes hemostáticos tópicos. Os agentes hemostáticos locais permitem o controlo da hemorragia externa, melhorando o processo natural de coagulação através de várias reacções físicas entre o agente e o sangue ou por vários meios mecânicos. [97]

CAPÍTULO 4

HEMOSTÁTICA

A hemostase é o processo de formação de coágulos nas paredes dos vasos sanguíneos danificados e de prevenção da perda de sangue, mantendo o sangue num estado fluido no sistema vascular. Um conjunto de mecanismos sistémicos complexos e inter-relacionados funciona para manter um equilíbrio entre a coagulação e a anticoagulação.

REACÇÃO AO PREJUÍZO

Quando um pequeno vaso sanguíneo é cortado ou danificado, a lesão dá início a uma série de eventos que levam à formação de um coágulo. Este sela a região danificada e evita mais perdas de sangue. O evento inicial é a constrição do vaso e a formação de um tampão hemostático temporário de plaquetas que é desencadeado quando as plaquetas se ligam ao colagénio e se agregam. Segue-se a conversão do tampão no coágulo definitivo. A constrição de uma arteríola ou de uma pequena artéria lesada pode ser tão acentuada que o seu lúmen fica obliterado, pelo menos temporariamente. A vasoconstrição é devida à serotonina e a outros vasoconstritores libertados pelas plaquetas que aderem às paredes dos vasos lesados.

PROCESSO DE HEMOSTASIA [96]

Vários processos envolvidos no processo de hemostasia são:

- Vasoconstrição,
- Formação de um tampão de plaquetas,
- Coagulação (hemostase secundária).

Passo 1. Vasoconstrição: A constrição imediata dos vasos sanguíneos danificados é causada por vasoconstritores parácrinos libertados pelas células do endotélio, o que resulta numa diminuição temporária do fluxo sanguíneo no vaso lesado.

Passo 2. Formação de um tampão de plaquetas: A seguir, ocorre o bloqueio mecânico do defeito por um tampão que se forma à medida que as plaquetas aderem ao colagénio exposto no local da lesão endotelial (adesão plaquetária) e são activadas, libertando citocinas (serotonina, tromboxano A2 e endotelina 1) na área em redor da lesão. Os factores plaquetários libertados (difosfato de adenosina, fibronectina, trombospondina, fibrinogénio e fator de crescimento derivado das plaquetas) reforçam o processo de vasoconstrição e activam mais plaquetas que se colam umas às outras (agregação plaquetária) para formar o tampão plaquetário no local da lesão.

Etapa 3. Coagulação (hemostase secundária): Ao mesmo tempo, o colagénio exposto e o fator tecidular iniciam uma série de reacções conhecidas como a cascata de coagulação que termina na formação do polímero de fibrina. A malha de fibras de proteína de fibrina ajuda na estabilização do tampão de plaquetas para se tornar um coágulo sanguíneo.

A cascata de coagulação (hemostase secundária) é tradicionalmente dividida em duas vias básicas:

- Via intrínseca: Também conhecida como via de ativação por contacto, é activada principalmente pelo colagénio, que é exposto no local da lesão e se liga ao Fator XII para iniciar esta cascata de coagulação.

- Via extrínseca: Também conhecida como via do fator tecidular, é estimulada pelo fator tecidular, que é exposto pela lesão tecidular e, através da ativação do fator VII, inicia esta via.[96]

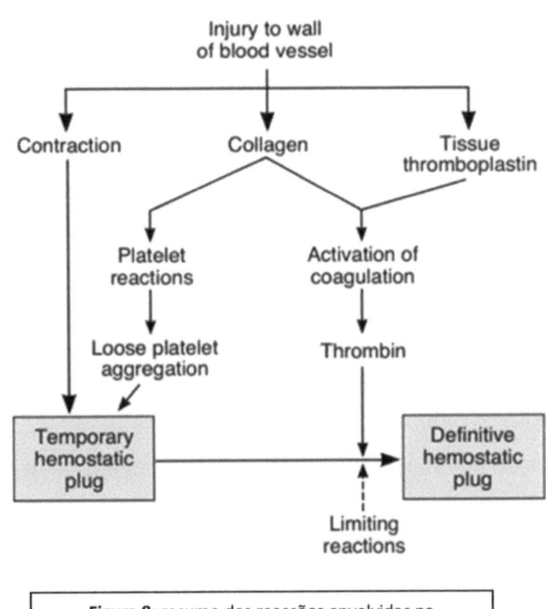

Figura 8: resumo das reacções envolvidas na hemostase

O MECANISMO DE COAGULAÇÃO

A agregação solta de plaquetas no tampão temporário é unida e convertida no coágulo definitivo pela fibrina (a formação de fibrina envolve uma cascata de reacções enzimáticas e uma série de factores de coagulação numerados).

A reação fundamental é a conversão da proteína plasmática solúvel fibrinogénio em fibrina insolúvel. O processo envolve a libertação de dois pares de polipéptidos de cada molécula de fibrinogénio. A porção restante, o monómero de fibrina, polimeriza-se então com outras moléculas de monómero para formar fibrina (catalisada pela trombina).

A fibrina é inicialmente uma malha solta de fios entrelaçados. É convertida pela formação de ligações cruzadas covalentes num agregado denso e apertado (estabilização) (catalisada pelo fator XIII ativado e requer Ca2+).

A trombina é uma serina protease que é formada a partir do seu precursor circulante, a protrombina, pela ação do fator X ativado. Tem acções adicionais, incluindo a ativação de plaquetas, células endoteliais e leucócitos através dos chamados receptores activados por proteinase, que são acoplados à proteína G. **O fator X pode ser ativado por um de dois sistemas, conhecidos como intrínsecos e extrínsecos**.

A reação inicial no **sistema intrínseco** é a conversão do fator XII inativo em fator XII ativo (XIIa). Esta ativação, que é catalisada por cininogénio e calicreína de elevado peso molecular, pode ser provocada in vitro pela exposição do sangue a vidro, ou in vivo por fibras de colagénio subjacentes ao endotélio. O fator XII ativo ativa então o fator XI, e o fator XI ativo ativa o fator IX. O fator IX ativado forma um complexo com o fator VIII ativo, que é ativado quando é separado do fator de von Willebrand. O complexo de IXa e VIIIa ativa o fator X. Os fosfolípidos das plaquetas agregadas (PL) e o Ca2+ são necessários para a ativação completa do fator X.

O **sistema extrínseco** é desencadeado pela libertação de tromboplastina tecidular, uma mistura de proteínas e fosfolípidos que ativa o fator VII. A tromboplastina tecidular e o fator VII activam os factores IX e X. Na presença de PL, Ca2+ e fator V, o fator X ativado catalisa a conversão da protrombina em trombina. A via extrínseca é inibida por um inibidor da via do fator tecidular que forma uma estrutura quaternária com a tromboplastina tecidular (TPL), o fator VIIa e o fator Xa.

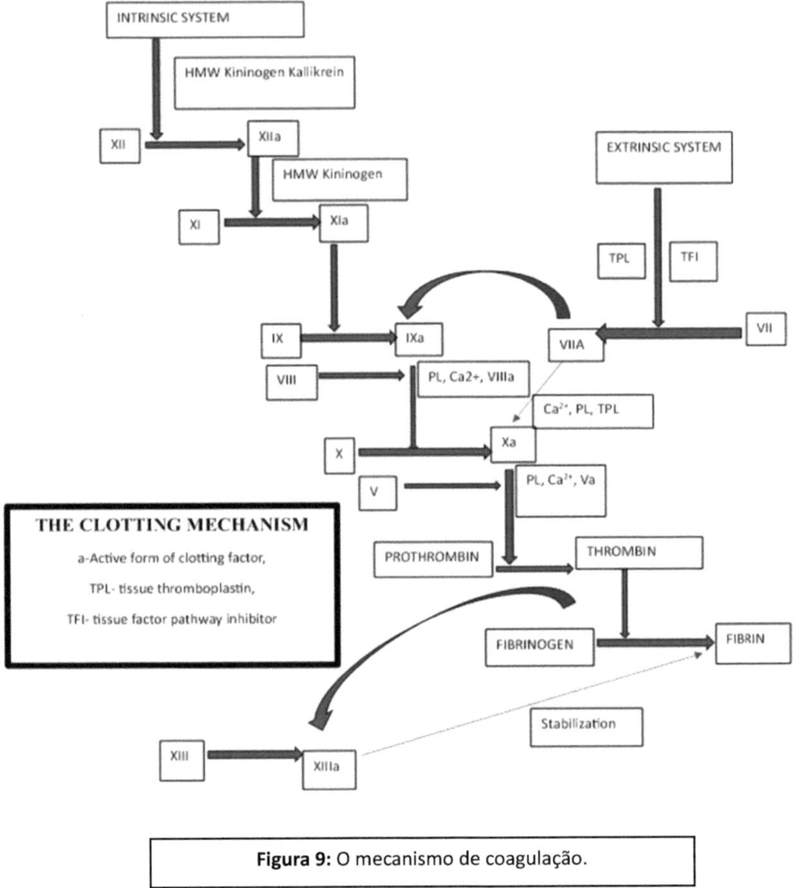

Figura 9: O mecanismo de coagulação.

MECANISMOS DE ANTICLOTAÇÃO A interação entre o efeito agregador plaquetário do tromboxano A2 e o efeito antiagregador da prostaciclina provoca a formação de coágulos no local da lesão de um vaso sanguíneo, mas mantém o lúmen do vaso livre de coágulos. A antitrombina III é um inibidor da protease circulante que se liga às serina proteases do sistema de coagulação, bloqueando a sua atividade como factores de coagulação. Esta ligação é facilitada pela heparina, um anticoagulante natural que é uma mistura de polissacáridos sulfatados. Os factores de coagulação que são inibidos são as formas activas dos factores IX, X, XI e XII.

O endotélio dos vasos sanguíneos também desempenha um papel ativo na prevenção da formação de coágulos. Todas as células endoteliais, exceto as da microcirculação cerebral, produzem **trombomodulina**, uma proteína de ligação à trombina, nas suas superfícies. No sangue circulante, a trombina é um pró-coagulante que ativa os factores V e VIII, mas quando se liga à trombomodulina, torna-se um anticoagulante, na medida em que o complexo trombomodulina-trombina ativa a proteína C. A proteína C activada (APC), juntamente com o seu cofator, a proteína S, inativa os factores V e VIII e inativa um inibidor do ativador do plasminogénio tecidular, aumentando a formação de plasmina. A plasmina (fibrinolisina) é o componente ativo do sistema plasminogénio (fibrinolítico). Esta enzima lisa a fibrina e o fibrinogénio, com a produção de **produtos de degradação do fibrinogénio (FDP) que inibem a trombina**. A plasmina é formada a partir do seu precursor inativo, o plasminogénio, pela ação da trombina e do ativador do plasminogénio tecidular (t-PA). Também é activada pelo ativador do plasminogénio do tipo uroquinase (u-PA). Se ambos forem desactivados, a deposição espontânea de fibrina torna-se extensa

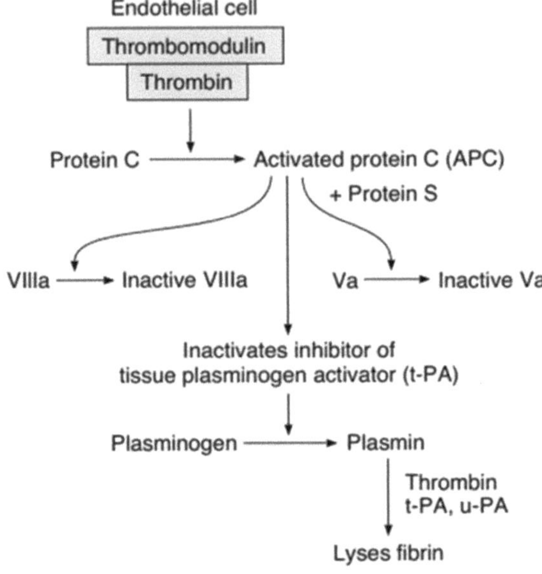

Figura 10: O sistema fibrinolítico e a sua regulação pela proteína C

ANTICOAGULANTES

A heparina é um anticoagulante natural que facilita a ação da antitrombina III. A protamina, uma proteína altamente básica, forma um complexo irreversível com a heparina e é utilizada clinicamente para neutralizar a heparina. In vivo, um nível plasmático de Ca2+ suficientemente baixo para interferir com a coagulação do sangue é incompatível com a vida, mas **a coagulação pode ser evitada in vitro se o Ca2+ for removido do sangue através da adição de substâncias como os oxalatos, que formam sais insolúveis com o Ca2+, ou agentes quelantes, que ligam o Ca2+**. Os derivados cumarínicos, como o dicumarol e a varfarina, são também anticoagulantes eficazes. Inibem a ação da vitamina K, que é um cofator necessário para a enzima que catalisa a conversão de resíduos de ácido glutâmico em resíduos de ácido γ-carboxiglutâmico. Seis proteínas envolvidas na coagulação requerem **a conversão de resíduos de ácido glutâmico em ácido γ-carboxiglutâmico** antes de serem libertadas na circulação e, por conseguinte, todas as seis são dependentes da vitamina K. Estas proteínas são os factores II (protrombina), VII, IX e X, a proteína C e a proteína S[1]

CAPÍTULO 5

MÉTODOS HEMOSTÁTICOS

A hemostase pode ser obtida através de diferentes métodos hemostáticos, tais como:

1. Mecânica
2. -Métodos químicos (de base farmacológica-)
3. Térmica / baseada na energia

I. MÉTODOS MECÂNICOS

1. **Compressa de pressão:** Embalar o alvéolo de extração dentária com gaze e instruir o doente para aplicar uma ligeira pressão de mordida sobre a gaze é a manobra mais comum para controlar a hemorragia do alvéolo extraído. As instruções mais comuns após a extração incluem morder a gaze durante 30-40 minutos. Embora não exista unanimidade entre os cirurgiões dentistas relativamente ao tempo ideal para aplicar pressão de mordida sobre o alvéolo de extração dentária, espera-se geralmente que o tempo necessário para a formação de um coágulo num alvéolo de extração seja semelhante ao tempo médio de coagulação fisiológica (4-9 minutos). Convencionalmente, não existe um intervalo de tempo médio aceite para a hemostase do alvéolo, com estimativas que variam entre 30 e 40 minutos. [64]
2. **Suturas:** Apesar da vasta gama de materiais de sutura disponíveis, existem muitas situações em que são utilizados materiais de sutura específicos para reparar tecidos e ajudar na cicatrização de feridas orais. Compreender a natureza dos materiais de sutura devido à importância das características específicas da cavidade oral, como a presença de saliva, biota distinta, elevada vascularização, mastigação e deglutição. "O objetivo do encerramento da ferida é ajudar a cicatrização eficiente e o regresso à função, bem como manter a estética do local da cirurgia."[65] Como resultado, a escolha cuidadosa do material de sutura, bem como o diâmetro da agulha e a técnica utilizada são da maior importância. Estas variáveis permitem uma estabilidade adequada dos retalhos cirúrgicos, o que resulta no conforto do doente.

   Para além da elevada resistência à tração e da baixa reatividade dos tecidos, as características ideais de um material de sutura incluem a esterilidade, a espessura uniforme, a flexibilidade para um manuseamento simples e a capacidade de manter a segurança do nó, bem como uma baixa resposta inflamatória para promover a cicatrização. [66]

Os materiais de sutura são classificados em termos gerais

- de acordo com a degradabilidade em absorvíveis e não absorvíveis;
- de acordo com a sua origem, em naturais ou sintéticos,
- o seu revestimento em revestido ou não revestido, tingido ou não tingido; e
- de acordo com a sua estrutura, em monofilamentos ou polifilamentos.

As suturas absorvíveis, como o catgut e o ácido poliglicólico (PGA), são principalmente utilizadas em tecidos internos; a absorção é geralmente causada pela degradação enzimática de suturas naturais ou pela hidrólise de materiais sintéticos, ao contrário das suturas não absorvíveis, como o nylon e a seda, que são preferencialmente utilizadas em tecidos que necessitam de estabilização durante um período mais longo e que têm de ser removidos pelo operador. [66]

O material de sutura monofilamentar é constituído por um único fio, o que proporciona uma menor resistência dos tecidos e uma menor probabilidade de albergar microrganismos do que as suturas multifilamentares. No entanto, o esmagamento da sutura pode levar a uma falha indesejável e prematura da sutura. Conforme referido, a seda é um dos materiais de sutura mais rentáveis atualmente utilizados. No entanto, a principal desvantagem deste tipo de sutura é o desconforto do doente em ter as suturas removidas e o incómodo de uma visita adicional à clínica.

CLASSIFICAÇÃO DO MATERIAL DE SUTURA

1. Com base na degradação do material no interior do tecido
   a) Absorvível: catgut, ácido poliglicólico (dexon)
   b) Não absorvível: Seda, Nylon
2. Com base na origem dos materiais
   a) Natural: seda
   b) Sintético: ácido poliglicólico
   c) Metálico: aço inoxidável
3. Com base no número de filamentos do material de sutura

a) Monofilamento: *absorvível* - monocryl

Não absorvível - poliamida, poliéster

b) Multifilamentos: *pseudomonofilamentos*

4. Com base no diâmetro da rosca na secção transversal

a) 10-0 geralmente utilizado para reparações de microcirurgia

b) 3-0, 4-0 mais comummente utilizados em procedimentos cirúrgicos orais

c) Suturas do couro cabeludo 3-0

5. Com base no revestimento aplicado no material

a) Revestido a teflon

b) Revestimento crómico [67]

Suture Material Name	Confguration	Handling	Tissue Reactivity	Loss of 50% Strength	Time to Complete Absorption
ABSORBABLE SUTURES					
Vicryl (polyglactin 910)	Braided, coated	Very good	Moderate	21 days	75 days
Polysorb (glycolide/ lactide polymer)	Braided, coated	Very good	Moderate	21 days	75 days
Monocryl (poliglecaprone)	Monoflament	Very good	Moderate	7 days	60 days
Maxon (polyglyconate)	Monoflament	Very good	Moderate	21 days	6 months
PDS I/II (polydioxanone)	Monoflament	Good	Moderate	30 days	6 months
Biosyn (glycomer 631)	Monoflament	Very good	Moderate	21 days	60 days
Caprosyn (polyglytone 6211)	Monoflament	Very good	Moderate	7 days	60 days
Catgut	Braided	Very good	High	Plain: 7 days Chromic: 10 days Fast Absorbing: 5 days	Plain: 70 days Chromic: 84 days Fast Absorbing: 35 days
VicrylRapide	Braided, coated	Very good	Moderate	5 days	42 days
Velosorb Fast	Braided	Very good	Moderate	5 days	42 days
NONABSORBABLE SUTURES					
Monoflament Nylon	Monoflament	Very Good	Low		
Prolene, Surgipro (polypropylene)	Monoflament	Good	Low		
Novafl (polybutester)	Monoflament	Very good	Low		
Silk	Braided	Excellent	Moderate		

Figura 11: material de sutura

II. MÉTODOS QUÍMICOS (AGENTES HEMOSTÁTICOS)

Um agente hemostático (anti-hemorrágico) é uma substância que promove a hemostasia (pára a hemorragia).

PROPRIEDADES: O agente hemostático ideal deve ser eficaz, e o próprio agente, juntamente com os seus produtos de degradação metabólica, deve ser biocompatível para ser utilizado no corpo e deve ser acessível.

Os agentes hemostáticos ideais para o controlo da hemorragia no campo de batalha e no pré-hospitalar devem ter as seguintes características[(68-70)] :

1) Controlo rápido e eficaz da hemorragia numa vasta gama de condições e de uma variedade de feridas em 2 minutos, mesmo quando aplicado num local com hemorragia ativa através de uma poça de sangue;

2) Duração sustentável da hemostase durante várias horas se for utilizada no campo de batalha, o que reflecte um atraso na evacuação;

3) Remoção fácil sem deixar resíduos ou sem necessidade de remoção em resultado da biodegradação; pronto a utilizar com pouca formação e preparação;

4) Fácil de administrar, mesmo por um leigo, em condições de austeridade;

5) Facilidade de fabrico e esterilização e baixo custo;

6) Armazenamento simples e elevada portabilidade; estabilidade prolongada (> dois anos de vida útil), mesmo em condições extremas (- 10-55 °C);

7) Boa biocompatibilidade, sem efeitos adversos na cicatrização e sem complicações tromboembólicas.

Os agentes hemostáticos locais podem ser classificados em:[71]

1. Agentes hemostáticos passivos
2. Agentes hemostáticos activos

S não.	Agentes hemostáticos passivos	Agentes hemostáticos activos
1.	Produtos à base de colagénio Colagénio microfibrilar (Avitene) Esponja hemostática de colagénio absorvível (Helistat) Colla-Cote, Colla-Tape, Colla-Plug.	Trombina
2.	Produtos à base de celulose Celulose regenerada oxidada (Surgicel) ActCel e Gelitacel	FloSeal (agente hemostático fluido)

3.	Produtos à base de gelatina Gelfoam	Selantes Selante de fibrina (tisseel)
4.	Hemosferas de polissacáridos	Hemostático (bioglue) com vida de álbum

Figura 12: agentes hemostáticos químicos activos e passivos

AGENTES HEMOSTÁTICOS MAIS RECENTES

- Produtos à base de quitosano
- Hemostáticos à base de polissacáridos
- Materiais à base de poli-N-acetilglucosamina
- QuikClot (hemostático inorgânico)

SOLUÇÕES HEMOSTÁTICAS

- Styptics
- Ácido tânico
- Análogos da lisina
- Ácido tranexâmico

VÁRIOS AGENTES ABSORVÍVEIS UTILIZADOS:

Generic (Brand)	Directions	Adverse Effects	Precautions
Absorbable gelatin sponge (Gelfoam)	May be cut into various sizes and applied to bleeding surfaces	May form nidus for infection or abscess	Should not be overpacked into extraction site or wound—may interfere with healing
Oxidized cellulose (Oxycel)	Most effective when applied to wound dry as opposed to moistened	May cause foreign-body reaction	Extremely friable and difficult to place; should not be used adjacent to bone—impairs bone regeneration; should not be used as a surface dressing—inhibits epithelialization
Oxidized regenerated cellulose (Surgicel Absorbable Hemostat)	May be cut to various shapes and positioned over bleeding sites; thick or excessive amounts should not be used	Encapsulation, cyst formation, and foreign-body reaction possible	Should not be placed in deep wounds—may physically interfere with wound healing and bone formation
Microfibrillar collagen hemostat (CollaCote, CollaTape, CollaPlug)	May be cut to shape and applied to bleeding surface	May potentiate abscess formation, hematoma, and wound dehiscence; possible allergic reaction or foreign-body reaction	May interfere with wound healing; placement in extraction sockets has been associated with increased pain
Thrombin (Thrombostat)	May be applied topically to bleeding surface	Allergic reaction can occur in patients with known sensitivity to bovine materials	Must not be injected into tissues or vasculature—can cause severe (and possibly fatal) clotting

Figura 13: agentes hemostáticos absorvíveis

AGENTE HEMOSTÁTICO PASSIVO:

Formam uma matriz física, semelhante a uma rede, que pode aderir ao local da hemorragia; esta matriz ativa então a via de coagulação extrínseca e fornece uma plataforma básica em torno da qual as plaquetas se podem agregar para formar o coágulo sanguíneo. São adequados para utilização em doentes com uma cascata de coagulação intacta. Os hemostáticos passivos são maioritariamente utilizados como agentes de primeira linha porque estão facilmente disponíveis, não é necessário um armazenamento especial e são relativamente baratos. São eficazes na presença de hemorragias mais intensas devido à sua capacidade de absorção e proporcionam uma maior massa devido às suas estruturas mais fibrosas/densas. [72]

Os agentes hemostáticos passivos têm o potencial de se expandir muitas vezes mais do que a sua massa original quando entram em contacto com fluidos, pelo que se recomenda a utilização da menor quantidade de agente necessária para alcançar a hemostase e a remoção da maior quantidade possível do agente depois de alcançada a hemostase, caso contrário pode comprimir as estruturas circundantes, como nervos e vasos. Os produtos hemostáticos tópicos passivos incluem colagénios, celulose, gelatinas e esferas de polissacáridos. [73]

AGENTES HEMOSTÁTICOS ACTIVOS:

Têm atividade biológica e participam diretamente na cascata de coagulação para induzir a formação de um coágulo. Os agentes activos incluem a trombina e as formulações de produtos em que a trombina é combinada com um agente passivo para fornecer um produto ativo. A trombina é uma escolha útil para os doentes que estão a tomar medicamentos antiplaquetários ou anticoagulantes. É normalmente utilizada com espuma de gelatina. Muitos dos agentes hemostáticos estão contra-indicados em feridas contaminadas. [74,75]

AGENTES HEMOSTÁTICOS PASSIVOS:

- **PRODUTOS À BASE DE COLAGÉNIO:** Estes produtos são derivados de tendão bovino ou de colagénio dérmico bovino. Não são tóxicos e não são pirogénicos. Dividem-se ainda em produtos de colagénio microfibrilar e absorvível.

a) COLAGÉNIO MICROFIBRILAR (AVITENE): É derivado de colagénio dérmico bovino purificado, de natureza fibrosa, sal clorídrico parcial insolúvel em água. São absorvidos em 10-14 dias.

Vantagens: 1. Os produtos podem ser armazenados à temperatura ambiente.
2. estão imediatamente disponíveis para utilização e não devem ser reesterilizados.
3. atrai plaquetas e estimula a agregação de plaquetas para formar a massa fibrosa, resultando na formação de um tampão plaquetário fisiológico, na desgranulação e na libertação de factores de coagulação, levando ao início da cascata de coagulação.

Efeitos adversos: Reação alérgica, formação de aderências, inflamação, reação de corpo estranho e potenciação de infecções de feridas que podem levar à formação de abcessos.

Contra-indicações: 1. Em casos conhecidos de alergias ou sensibilidades a materiais de origem bovina.

2. deve ser evitada em qualquer área onde possa exercer pressão sobre estruturas vitais adjacentes devido à absorção e expansão de fluidos.[76-78]

b) ESPONJA HEMOSTÁTICA DE COLAGÉNIO ABSORVÍVEL (HELISTAT): O Helistat é um colagénio derivado do tendão flexor bovino purificado e liofilizado que está disponível como estrutura macia, branca, maleável, não friável, coerente e semelhante a uma esponja.

Vantagem: 1. este produto é altamente absorvente e capaz de reter muitas vezes o seu próprio peso de fluido.
2. Quando o helistat entra em contacto com o sangue, o colagénio provoca a agregação das plaquetas, que se ligam em grande número às fibrilas de colagénio. Estas plaquetas agregadas degranulam, libertando factores como o tromboxano A2.
3. Esta esponja também fornece uma matriz tridimensional (3D) para reforçar o coágulo sanguíneo.
4. Estes materiais de colagénio são completamente reabsorvidos no prazo de 14 a 56 dias. Indicações: Proteção de feridas e controlo de exsudação ou hemorragia de feridas orais limpas.

Contraindicação: 1. Não utilizar em feridas infectadas ou contaminadas.

2. contraindicado em pacientes com alergias ou sensibilidades conhecidas a materiais de origem bovina. [79,80]
Desvantagens: Pode servir de nidus para a formação de abcessos e favorecer o crescimento bacteriano.[81]

- **PRODUTOS À BASE DE CELULOSE (SURGICEL):**

(a) A CELULOSE REGENERADA OXIDADA é derivada de alfa-celulose à base de plantas e está disponível num tecido branco absorvível, tricotado, que pode ser uma ou várias folhas, disponível em alta ou baixa densidade. Consegue a hemostase por pressão mecânica. É relativamente bacteriostático quando comparado com outros agentes hemostáticos. A absorção do Surgicel ocorre em aproximadamente 4-8 semanas. Desvantagens: 1. Tem um pH baixo e esta natureza ácida pode causar inflamação e necrose do tecido adjacente. A trombina é ineficaz com este agente devido à sua natureza ácida. 2. Pode ocorrer encapsulamento de fluido e reação de corpo estranho se o produto for deixado na ferida. Contraindicação: 1. Em defeitos ósseos (fracturas), uma vez que pode interferir com a regeneração óssea.

(b) ACTCEL E GELITACEL: É um novo agente hemostático tópico fabricado a partir de celulose tratada e esterilizada, disponível sob a forma de malha como o agente hemostático Surgicel. É utilizado para controlar a hemorragia em cirurgias periodontais e ortognáticas. Um estudo demonstrou que o Actcel adere aos iões de cálcio, tornando assim o cálcio mais disponível para a cascata de coagulação. Tem um papel na modificação da via intrínseca. O Gelitacel é uma gaze hemostática de celulose reabsorvível oxidada de origem natural, de ação relativamente rápida, fabricada a partir de algodão selecionado da mais alta qualidade. A sua reabsorção é tão rápida como em 96 horas, o que lhe confere um menor risco de encapsulamento.[82]

- **PRODUTOS À BASE DE GELATINA:**

(a) A esponja de gelatina é um agente normalmente utilizado para o controlo de pequenas hemorragias, sendo uma esponja porosa. A esponja de gelatina absorvível é preparada a partir de gelatina purificada de pele de porco. É fabricada sob a forma de películas, esponjas de gelatina, ou seja, Gelfoam ou pó que é misturado para formar uma pasta. A Gelfoam tem muito pouca reação tecidular e liquefaz-se na cavidade oral no espaço de uma semana, sendo totalmente absorvida no espaço de 4-6 semanas. É muito útil no controlo da hemorragia pós-operatória após extracções dentárias e cirurgias periodontais e a adição de trombina melhora a sua eficácia. Foi referido que os hemostáticos à base de gelatina induzem um coágulo de melhor qualidade do que os hemostáticos à base de colagénio.[83,84]

- **HEMÁCIAS DE POLISSACÁRIDOS:**

Trata-se de um novo tipo de agente hemostático tópico derivado do amido vegetal. Estes agentes hemostáticos são utilizados para controlar hemorragias capilares, venosas e arteriais pequenas, produzindo um efeito hidrofílico, desidratando assim o sangue e concentrando os seus componentes sólidos e aumentando a formação de barreiras. Não têm atividade coagulante intrínseca, mas destinam-se a estimular a formação de coágulos, fornecendo uma estrutura tridimensional que pode ser utilizada para a organização do coágulo.[85,86] A eficácia dos agentes hemostáticos passivos varia entre os vários produtos disponíveis. De acordo com a investigação, o colagénio microfibrilar foi o mais eficaz dos agentes hemostáticos tópicos passivos, seguido da esponja de colagénio, da esponja de gelatina e da celulose regenerada oxidada.[87,88]

AGENTES HEMOSTÁTICOS ACTIVOS

- **THROMBIN:**

Os agentes hemostáticos de trombina são derivados de plasma bovino ou humano ou são fabricados utilizando técnicas de ADN recombinante. A trombina pode ser utilizada topicamente sob a forma de pó seco ou de solução, juntamente com esponjas de gelatina misturadas com uma matriz de gelatina ou sob a forma de spray. A trombina converte o fibrinogénio solúvel em fibrina. A trombina é sobretudo utilizada com gelfoam para tratar hemorragias moderadas a graves. A trombina nunca deve ser injectada na corrente sanguínea ou deixada entrar na corrente sanguínea através de vasos sanguíneos grandes e abertos, uma vez que pode provocar uma coagulação intravascular extensa que pode ser fatal.

- **FLOSEAL (AGENTE HEMOSTÁTICO FLUIDO):**
  O agente Floseal (matriz de trombina de gelatina) é uma combinação patenteada de dois agentes hemostáticos independentes e consiste em grânulos de gelatina de origem bovina revestidos com trombina de origem humana que actua em combinação para formar um coágulo estável no local da hemorragia. Este agente é reabsorvido pelo organismo no prazo de 6 a 8 semanas, ou seja, no período de tempo necessário para a cicatrização normal de feridas. É hidrofílico, pelo que adere bem aos tecidos húmidos.[89-91]
- **SELOS**:
  O mecanismo de ação dos selantes consiste na formação de uma barreira que é impermeável ao fluxo da maioria dos líquidos. Os vários tipos de selantes para conseguir a hemostase cirúrgica são: Selantes de fibrina, polímeros PEG, albumina com glutaraldeído e o novo selante de cianoacrilato.[92,93]
- **FIBRIN SEALANT:** (espuma de fibrina) O selante de fibrina é um agente hemostático combinado, de origem natural ou sintética, que é também um adesivo para os tecidos. Tem um impacto na angiogénese e na cicatrização de feridas. Os selantes de fibrina são constituídos por fibrinogénio, fator de estabilização da fibrina e trombina. Quando aplicado no local da cirurgia, forma um coágulo de fibrina. Estes produtos são aplicados com um aplicador tipo seringa ou pulverizados numa área maior com um dispositivo a gás.

Utilizações: (1) Em procedimentos de enxerto ósseo, nomeadamente cirurgia de elevação do seio maxilar.

(2) Podem ser utilizados em doentes com coagulopatias que não têm fibrinogénio suficiente para formar um coágulo sanguíneo

(3) Utilizados em doentes que estão a receber heparina. Os selantes de fibrina controlam a hemorragia local e difusa do local; no entanto, não são úteis no controlo de hemorragias vigorosas.

É contraindicado em doentes sensíveis às proteínas bovinas. Uma camada de selante excessivamente espessa pode impedir a revascularização no local da cirurgia, causando necrose dos tecidos.[94,95]

Os selantes de fibrina são de dois tipos: sólidos e líquidos. Em comparação com os selantes de fibrina líquidos, um penso sólido pode ser aplicado com pressão manual para fixar o local da hemorragia e permitir o enchimento da cavidade. Pode ser armazenado à temperatura ambiente, tem um prazo de validade longo e requer pouca preparação. No entanto, os selantes de fibrina sólidos são mais caros e são difíceis de moldar, o que dificulta a selagem de uma ferida com uma superfície irregular.

VÁRIOS AGENTES HEMOSTÁTICOS MAIS RECENTES:

- Produtos à base de quitosano

  Gel de quitosano: O quitosano é um produto natural que se encontra nas carapaças dos crustáceos marinhos. Quimicamente, é um biopolímero polissacárido obtido por desacetilação alcalina de quitinas naturais. Sabe-se que o quitosano tem propriedades biomédicas úteis, incluindo a sua capacidade de coagular rapidamente o sangue, hipoalergenicidade, efeitos antimicrobianos e solubilidade no ambiente ácido da cicatrização de feridas epiteliais. Consequentemente, os compostos à base de quitosano pareceram atractivos para utilização intra-operatória durante as cirurgias endoscópicas dos seios nasais (ESS), tendo apresentado resultados promissores num estudo em seres humanos. Recentemente, foi desenvolvida uma nova forma de gel de quitosano (Surgi shield, D. med, Seul, Coreia) que contém 8% de quitosano e 92% de H2O, para ser facilmente aplicado após a CENS.

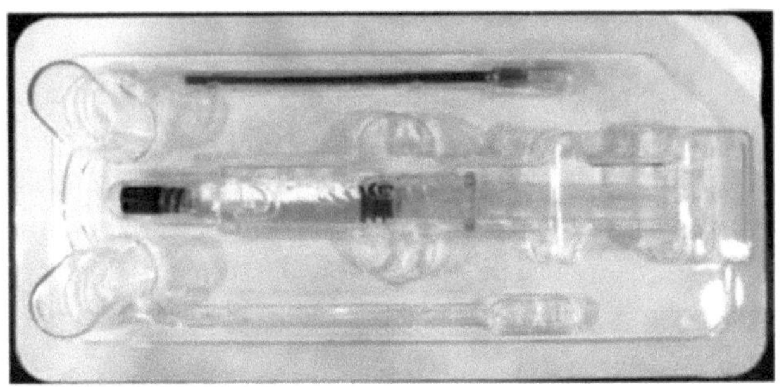

Figura 14: proteção cirúrgica contida na seringa

- Gaze de combate: Esta gaze impregnada de caulino actua como concentrador de factores ao absorver o líquido sanguíneo e como pró-coagulante ao iniciar a cascata de coagulação.
- XStat: O mais recente XStat é composto por uma grande quantidade de miniesponjas de expansão rápida carregadas numa seringa. Pode ser injectada em feridas profundas, expande-se rapidamente e cria uma compressão interna para obter hemostase. As esponjas não são biodegradáveis e precisam de ser removidas, e cada uma delas tem um pequeno marcador radiopaco para que as que permanecem no corpo possam ser detectadas em raios X.
- Ankaford blood stopper (ABS): O ABS, um novo medicamento à base de plantas, foi considerado um método eficaz para controlar a hemorragia relacionada com procedimentos dentários. Nenhum paciente teve infeção da ferida e o processo de cicatrização pareceu ser normal. O ABS tópico pode ser útil para a hemostase local e a cicatrização de feridas em cirurgias dentárias. A formação da rede proteica induzida pelo ankaferd abrange todo o processo hemostático fisiológico sem afetar de forma desigual qualquer fator de coagulação individual em muitas condições patobiológicas.[18]

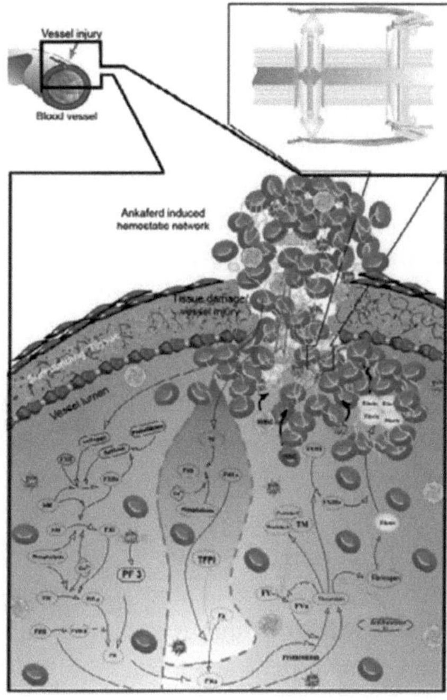

Figura 15: Mecanismo de ação do ABS

Mecanismo de ação do ABS: O mecanismo básico de ação do Ankaferd Blood Stopper (ABS) é a formação de uma rede proteica encapsulada que fornece pontos focais para a agregação dos eritrócitos. A formação induzida pelo ABS da rede proteica única no interior da agregação eritroide vital abrange todo o processo hemostático fisiológico. Os elementos dos glóbulos vermelhos (como os receptores de superfície spectrin e ankrin e a enzima ferroquelatase interna), os factores de transcrição relacionados (como o GATA-1) e as proteínas relacionadas com os glóbulos vermelhos (como a urotensina II) são os principais alvos do ABS.

- QuikClot (hemostático inorgânico),
- Hemostáticos à base de polissacáridos,
- Material à base de poli-N-acetilglucosamina

Soluções hemostáticas:

(1) **Estípticos:** Exemplos são as soluções de alumínio que, quando aplicadas localmente, causam hemostasia ao contrair o tecido para selar os vasos sanguíneos lesionados.

(2) **Ácido tânico:** O ácido tânico é um composto comercial semelhante ao polifenol tanino das plantas, que pára a hemorragia da membrana mucosa através da vasoconstrição.

(3) **Desmopressina:** A desmopressina é um dos vários agentes farmacológicos não transfusionais que fazem parte do arsenal do clínico para o tratamento de episódios hemorrágicos. As suas propriedades de facilidade de utilização, baixo custo e versatilidade na prevenção e tratamento de hemorragias de vários locais do corpo numa variedade de perturbações hemorrágicas fazem dela um medicamento hemostático útil. É importante salientar que não comporta qualquer risco de transmissão de agentes infecciosos transmitidos pelo sangue. Desde a sua introdução na utilização clínica em 1977, revolucionou o tratamento das doenças hemorrágicas, levando a uma redução acentuada da utilização de produtos sanguíneos para a prevenção e tratamento de episódios hemorrágicos.

(4) **Hemocoagulase (botroclot):** A hemocoagulase é um isolado fraccionado do veneno de Bothrops jararaca ou Bothrops atrox e é um complexo enzimático com propriedades coagulantes e anti-hemorrágicas. Sendo uma forma tópica, também actua rapidamente e é atóxica. A hemocoagulase tem acções enzimáticas semelhantes à tromboplastina e à trombina, promovendo assim uma rápida coagulação do sangue e a cicatrização de feridas. Muitos estudos avaliaram o mecanismo de cicatrização da ferida do alvéolo de extração e as alterações fisiológicas que ocorrem a nível celular imediatamente após a extração.

(5) **Ácido tranexâmico:** agente antifibrinolítico

(6) **Ácido épsilon-aminocapróico:** agente antifibrinolítico

Hemostatos ósseos:

(1) Cera de ossos: A cera para ossos é uma mistura estéril de 85-90% de cera branca de abelhas e 10-15% de palmitato de isopropilo, um agente emoliente, hidratante, espessante e anti-estático à base de óleo

de palma. Além disso, a cera de osso disponível no mercado pode conter até 30% de cera de parafina mole como agente amaciador. A cera de osso é um selante hemostático não absorvível e funciona como um tamponamento para controlar a hemorragia do osso em doentes submetidos a cirurgia torácica, ortopédica, craniofacial e neurocirurgia.

(2) Ostene, que é uma substância semelhante à cera de osso, constituída por copolímeros de óxido de alquileno solúveis em água[56] .

AGENTES HEMOSTÁTICOS SISTÉMICOS

Os agentes hemostáticos sistémicos podem ser divididos em *produtos sanguíneos* e *materiais sintéticos.*

Os produtos sanguíneos incluem plasma fresco congelado (FFP), plasma seco, plaquetas e concentrados de factores de coagulação.

O material sintético inclui plaquetas sintéticas, polímeros e materiais compósitos.

a) **FFP:** O FFP é o agente hemostático utilizado para repor os factores de coagulação em falta e requer congeladores e equipamento de descongelação.
b) **Concentrado do complexo protrombínico (PCC):** O PCC é um concentrado de factores derivado do plasma que contém os factores de coagulação II, VII, IX, X e as proteínas anticoagulantes C e S. Para além do PCC de quatro factores, está disponível o PCC de três factores, que não inclui o fator VII. As principais vantagens da PCC são a elevada concentração de factores num pequeno volume e o potencial benefício de um acesso rápido e de um tratamento atempado, quer nos cuidados pré-hospitalares quer na admissão de emergência.
c) **Plasma seco:** Estão disponíveis comercialmente três produtos diferentes de plasma seco:

- Plasma liofilizado francês (FLYP) fabricado pelo Banco de Sangue francês a partir de cerca de 10 dadores cuidadosamente seleccionados e controlados;
- Plasma liofilizado alemão (LyoPlas) fabricado pela Cruz Vermelha Alemã a partir de um único dador colocado em quarentena durante pelo menos 4 meses e com resultados negativos nos testes de deteção

do vírus da imunodeficiência humana e dos vírus das hepatites B e C; e

- Bioplasma plasma liofilizado (FDP) produzido pelo Instituto Nacional de Bioprodutos da África do Sul a partir de centenas de dadores (até 1500).
- Para além da fonte de plasma, o FLYP incorpora a redução de agentes patogénicos utilizando um processo de amotosalen e de luz ultravioleta, enquanto os dois últimos utilizam tecnologias de solventes-detergentes para a redução de agentes patogénicos.

d) **Concentrado de fibrinogénio (FC):** O fibrinogénio é talvez a proteína mais importante na hemostase, como fase final da cascata de coagulação, e é convertido em fibrina pela trombina e reticulado pelo fator XIII. Também induz a ativação e a agregação plaquetária através da ligação aos receptores da glicoproteína GPIIb/IIIa nas superfícies das plaquetas, actuando como ponte para a formação de um coágulo estável. Durante uma hemorragia grave, o fibrinogénio é o primeiro fator de coagulação a atingir níveis criticamente baixos, abaixo do nível fisiológico normal de aproximadamente 2 a 4 g/L, o que está associado a um aumento da hemorragia, coagulopatia e, por sua vez, a uma deterioração dos resultados clínicos. A administração de CF é viável, protege contra a depleção precoce de fibrinogénio e promove o rápido início da coagulação sanguínea e a estabilidade do coágulo em doentes com trauma.

e) **Ácido tranexâmico Ácido tranexâmico (TXA):** é um medicamento antifibrinolítico sintético derivado do aminoácido lisina. Inibe competitivamente a ativação do plasminogénio em plasmina e, em concentrações mais elevadas, inibe não competitivamente a plasmina de desfazer os coágulos de fibrina. O TXA também bloqueia a ligação da α-2 antiplasmina à plasmina para evitar a ativação da plasmina. Assim, em vez de promover a formação de novos coágulos, o TXA impede a fibrinólise para reduzir o sangramento. Além disso, reconhecendo que muitas células da resposta imunoinflamatória ao stress contêm receptores de plasminogénio nas suas superfícies, é concebível que o TXA possa ter efeitos benéficos em doentes feridos, independentemente da regulação da fibrinólise. Foi determinado que uma concentração mínima de 5 mg/L de TXA no sangue tem um efeito antifibrinolítico. O TXA foi incorporado nos protocolos de reanimação de doentes com hemorragias graves em muitos centros de trauma. A utilização pré-hospitalar de TXA pode ser selectiva para doentes agudamente feridos com choque hemorrágico grave ou traumatismo crânio-encefálico.

f) **plaquetas:** Dado o papel essencial das plaquetas na hemostase, a transfusão de concentrados de plaquetas é um componente importante da reanimação hemostática para o tratamento da hemorragia traumática. Os concentrados de plaquetas podem ser produzidos a partir de sangue total ou por aférese e podem ser armazenados à temperatura ambiente durante 5 a 7 dias. Assim, a capacidade de armazenar plaquetas até épocas de escassez é apelativa em ambientes pré-hospitalares. As plaquetas humanas liofilizadas que podem ser preparadas para infusão intravenosa em 5-10 minutos através da adição de água esterilizada podem fornecer ao médico de combate e ao socorrista civil um tratamento fácil de usar e eficaz para reduzir a perda de sangue de hemorragia não compressível em todos os níveis de cuidados e podem representar um agente hemostático promissor.

g) **Cola de crioprecipitado:** Este selante é aplicado como um sistema de dois componentes. O primeiro componente é constituído por uma mistura de cloreto de cálcio e trombina tópica. O segundo componente é uma solução de crioprecipitado. Uma seringa contém 500 mg de CaCl 2 e 25.000 U de trombina bovina em pó (Thrombostat; Parke-Davis, Morris Plains, NJ), com solução estéril para produzir 50 ml. A outra seringa contém 50 ml de crioprecipitado. As duas seringas estão ligadas a um kit dispensador Duoflow.

h) **Plaquetas sintéticas**: Devido à eficácia e portabilidade limitadas, à necessidade de correspondência de antigénios, ao elevado risco de contaminação bacteriana e ao curto prazo de validade das plaquetas derivadas de dadores, foi desenvolvida uma variedade de agentes sintéticos intravenosos semelhantes às plaquetas.

i) **Polímeros sintéticos:** Os polímeros sintéticos intravenosos e as nanopartículas que utilizam alvos e elementos específicos para a cascata de coagulação são intrigantes devido ao seu baixo custo e longa estabilidade.

III. MÉTODOS TÉRMICOS/ENERGÉTICOS

1. **Irradiação com Díodo Emissor de Luz (LED) Azul-Violeta:** Os comprimentos de onda azul-violeta visíveis emitidos por este LED são utilizados para a fotopolimerização de compósitos e são também seletivamente absorvidos pelos glóbulos vermelhos, que são compostos principalmente por hemoglobina. A hemoglobina absorvente transforma a luz em energia térmica na superfície da hemorragia. Este mecanismo foi aplicado para conseguir a fotocoagulação da hemorragia do alvéolo com uma irradiação LED muito curta. Há um relatório que investiga o mecanismo de paragem da hemorragia oral utilizando uma luz LED azul-violeta. Como mostram as fotografias do microscópio eletrónico de transmissão, formou-se uma camada fina composta por uma estrutura amorfa e plaquetas aglutinadas na interface do sangue irradiado. Isto pode ocorrer como uma interação fototérmica que se manifesta clinicamente como vaporização e sobreaquecimento do sangue. O fluido sanguíneo e as células sob a camada pareciam intactos. Este processo de coagulação foi diferente do processo de coagulação não irradiado.

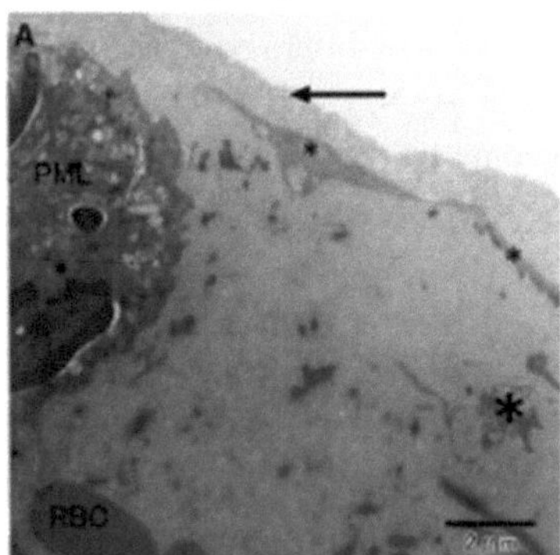

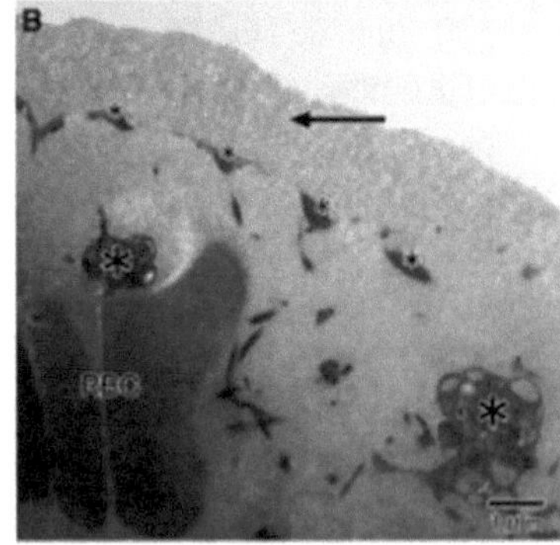

(A) Micrografia TEM da superfície do sangue irradiado com LED mostrando a camada amorfa (seta) formada pela interação fototérmica com o LED azul-violeta. Por baixo da camada, muitas plaquetas (pequeno *) e vários elementos celulares (grande *) aglutinaram-se em alinhamento com a camada e pareciam formar um coágulo de sangue. Um leucócito polimorfonuclear (PMN) apareceu perto da interface. Sob estas estruturas, os glóbulos vermelhos pareciam manter morfologias relativamente normais (barra-2 micrómetros). (B) Micrografia TEM do sangue irradiado com LED numa ampliação mais elevada da interface do sangue, que consistia numa camada amorfa (aproximadamente 1500 nm, indicada por uma seta) formada por interação fototérmica. As plaquetas (pequeno *) e outros restos celulares (grande *) estão revestidos com a camada (barra = 1 micrómetro). (C) Micrografia TEM de uma superfície de sangue não irradiada. A camada amorfa nunca foi observada. Foram observadas estruturas micro-hbrinosas e glóbulos vermelhos (RBC)

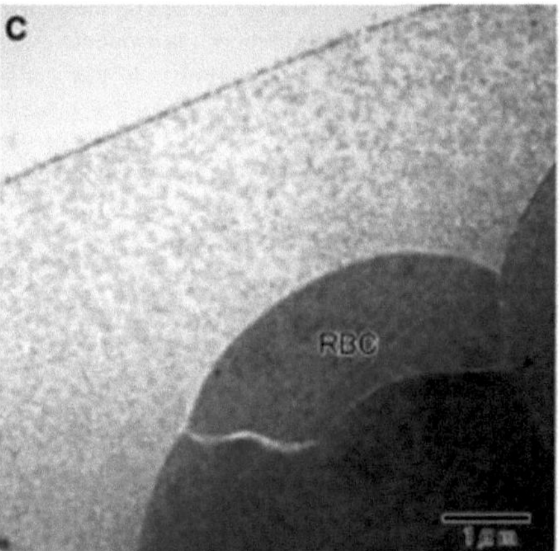

Figure 16

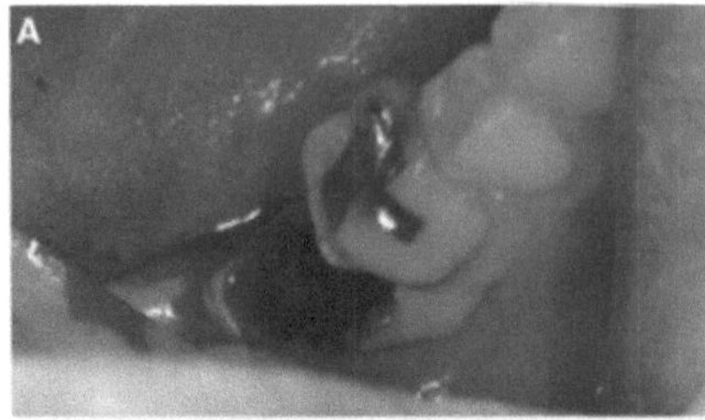

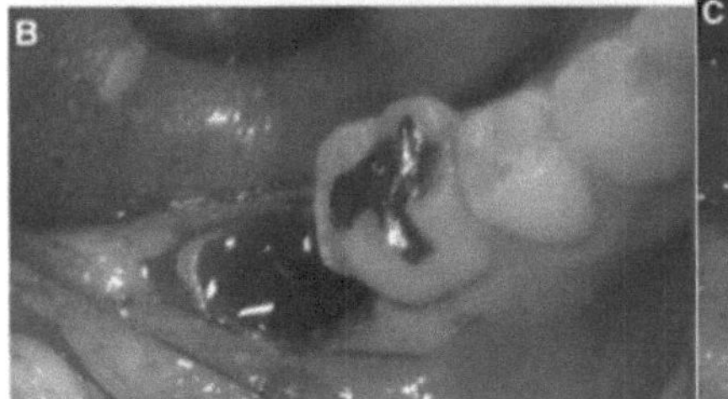

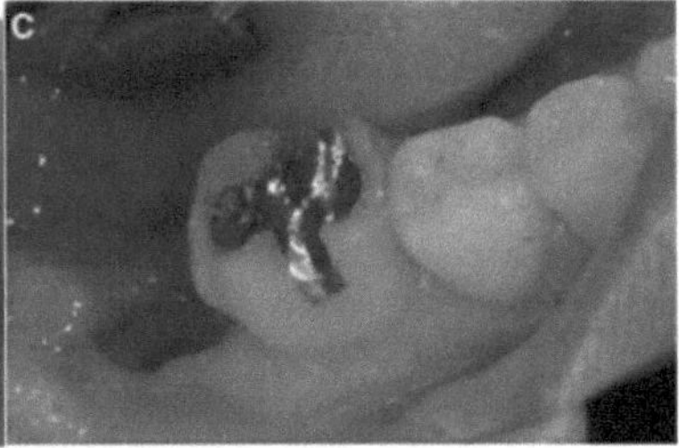

(A) Fotografia do alvéolo de extração imediatamente após a extração do segundo molar inferior esquerdo com hemorragia evidente (imagem em espelho), (B) Fotografia do alvéolo de extração [o mesmo alvéolo que em (A)] após irradiação LED (20 seg). O alvéolo hemorrágico foi controlado por coagulação sanguínea com uma superfície brilhante (imagem em espelho), (C) Fotografia do alvéolo de extração [o mesmo alvéolo que em (A)] uma semana mais tarde. O alvéolo de extração estava coberto por epitélio (imagem em espelho).

Figure 17

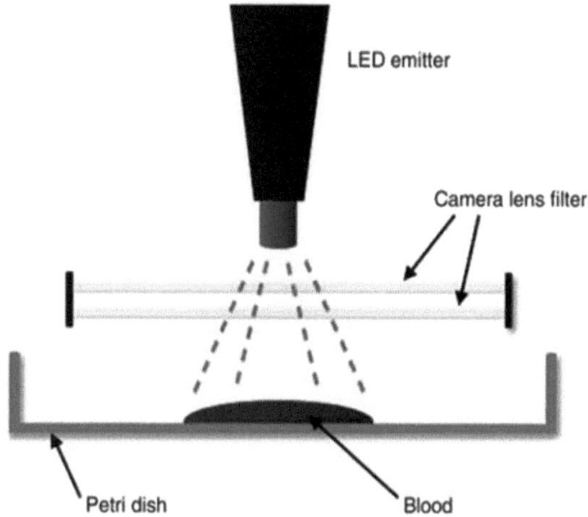

FIG. 1. Schematic illustration of blue-violet LED irradiation to the blood *in vitro*. The LED irradiated the blood surface through two camera-lens filters.

Figure 18

2. O electrocautério também tem sido um método aceite para controlar a hemorragia. No entanto, se o ponto de electrocauterização tocar no osso, ocorrem danos graves, levando à necrose e ao sequestro de tecido ósseo durante um período de tempo prolongado.

3. Os lasers duros são utilizados para a incisão e ablação de tecidos moles devido aos seus excelentes efeitos de corte e hemostáticos. Os lasers Nd:YAG, CO2 e de díodo são normalmente seleccionados para estes fins. No entanto, estes lasers também são conhecidos por causarem danos térmicos no osso subjacente e por produzirem carbonização quando irradiam diretamente o osso.

CAPÍTULO 6
CONCLUSÃO

Os agentes hemostáticos locais são úteis no tratamento da hemorragia pós-operatória em doentes de cirurgia oral com distúrbios hematológicos congénitos. Os agentes hemostáticos locais são benéficos no controlo da hemorragia durante os procedimentos cirúrgicos orais em doentes com distúrbios hemorrágicos congénitos e adquiridos e também em doentes que tomam medicamentos antitrombóticos para as suas doenças sistémicas.

Nenhum agente hemostático atual satisfaz todos os requisitos. Estão a ser desenvolvidos esforços contínuos para desenvolver novos agentes hemostáticos com vários mecanismos de administração para o tratamento de hemorragias graves. Estes incluem partículas auto-propulsoras, gaze de quitosano modificada hidrofobicamente, géis injectáveis e de formação in situ e espumas auto-expansíveis. Dadas as preocupações com a segurança de alguns materiais hemostáticos atualmente utilizados, continuam a ser necessários agentes hemostáticos mais eficazes e mais seguros.

CAPÍTULO 7

BIBLIOGRAFIA

1. Ganong's review of medical physiology 23ª edição unidade IV capítulo 32 página nº. 521-535
2. Parmar, B.S. and Mansuri, S. (2006) Efficacy of Haemocoagulase as a Topical Haemostatic Agent after Third Molar Surgery (A Study of 50 Cases). Jornal de Cirurgia Maxilofacial, 5, 5-9.
3. Kaberi Majumder Efficacy of Haemocoagulase as a Topical Haemostatic Agent after Minor Oral Surgical Procedures - A Prospective Study International Journal of Clinical Medicine, 2014, 5, 875-883.
4. Ferrieri GB, Castiglioni S, Carmagnola D, Cargnel M, Strohmenger L, Abati S. Cirurgia oral em pacientes em tratamento anticoagulante sem interrupção da terapia. J Oral Maxillofac Surg. 2007;65:1149-1154.
5. Echave M, Oyagüez I, Casado MA. Uso de foseal®, um -selante de matriz de gelatina e trombina humana-, em cirurgia: Uma revisão sistemática. BMC Surg 2014;14:111.
6. Samudrala S. Agentes hemostáticos tópicos em cirurgia: A perspetiva de um cirurgião. AORN J 2008;88:S211-.
7. Achneck HE, Sileshi B, Jamiolkowski RM, Albala DM, Shapiro ML, Lawson JH. Uma revisão abrangente dos agentes hemostáticos tópicos: Eficácia e recomendações de utilização. Ann Surg 2010;251:21728-.
8. Lawson JH. O uso clínico e o impacto imunológico da trombina em cirurgia. Semin Thromb Hemost 2006;32 Suppl 1:98110-.
9. Wahl MJ. Mitos da cirurgia dentária em pacientes que recebem terapia anticoagulante. J Am Dent Assoc. 2000;131:77-81.
10. Devani P, Lavery KM, Howell CJ. Extracções dentárias em pacientes que tomam varfarina: é necessária a alteração do regime anticoagulante? Br J Oral Maxillofac Surg. 1998;36:107-111.

11. Ramström G, Sindet-Pedersen S, Hall G, Blombäck M, Alander U. Prevention of postsurgical bleeding in oral surgery using tranexamic acid without dose modification of oral anticoagulants. J Oral Maxillofac Surg. 1993;51:1211-1216.
12. van Diermen DE, Aartman IHA, Baart JA, Hoogstraten J, van der Waal I. Dental management of patients using antithrombotic drugs: critical appraisal of existing guidelines. Oral Surg Oral Med Oral Pathol Oral Radiol Endod. 2009;107:616-624.
13. Wahl MJ. Cirurgia dentária em pacientes anticoagulados. Arch Int Med. 1998;158:1610-1616.
14. Linnebur SA, Ellis SL, Astroth JD. Práticas educativas relativas a anticoagulação e procedimentos dentários nas escolas de medicina dentária dos EUA. J Dent Educ. 2007;71:296-303.
15. Campbell JH, Alvarado F, Murray RA. Anticoagulation and minor oral surgery: should the anticoagulation regimen be altered? J Oral Maxillofac Surg. 2000;58:131-135.
16. Dunn AS, Turpie AG. Gestão perioperatória de pacientes que recebem anticoagulantes orais: uma revisão sistemática. Arch Intern Med. 2003;163:901-908.
17. Phan TG, Koh M, Wijdicks EF. Segurança da descontinuação da anticoagulação em doentes com hemorragia intracraniana com elevado risco tromboembólico. Arch Neurol. 2000;57:1710-1713.
18. Yasaka M, Naritomi H, Minematsu K. Acidente vascular cerebral isquémico associado a uma breve interrupção da varfarina. Thromb Res. 2006;118: 290-293.
19. Sear JW, Higham H. Issues in the peri-operative management of the elderly patient with cardiovascular disease. Drugs Aging. 2002;19:429-451.

20. Ananthasubramaniam K, Beattie JN, Rosman HS, Jayam V, Borzak S. Com que segurança e durante quanto tempo se pode suspender a terapêutica com varfarina em doentes com válvulas cardíacas protésicas hospitalizados com uma hemorragia grave? Chest. 2001;119:478-484.
21. Harder S, Klinkhardt U, Alvarez JM. Evitar a hemorragia durante a cirurgia em pacientes que recebem terapia anticoagulante e/ou antiplaquetária: considerações farmacocinéticas e farmacodinâmicas. Clin Pharmacokinet. 2004;43:963-981.
22. Perkin RF. White GC. Webester WP. Trombastenia de Glanzmann: relato de dois casos cirúrgicos utilizando uma nova preparação de colagénio microfibrilar e EACA para hemostasia. ORAL SURGERY ORAL MED ORAL PATHOI 1979;47:36-9.
23. Vinckier F. Vermylen J. Extracções dentárias na hemofilia: reflexões sobre dez anos de experiência. ORAL SURGERY ORAL MED ORAL PATHOI 1985:59:6-9.
24. Meir racoques et al. Extracções dentárias em pacientes com distúrbios hemorrágicos: A utilização de cola de fibrina cirurgia oral medicina oral patologia oral 1993:75:280-21
25. Jacques Saulnier at al. Avaliação da desmopressina para extracções dentárias em pacientes com distúrbios hemostáticos ORAL SURGERY ORAL MEDICINE ORAL PATHOLOGY Volume 77, Número 1
26. Samir Basu at al. Estudo comparativo de colas biológicas: Cola de Crioprecipitado, Selante de Fibrina de Dois Componentes e Cola "Francesa" The Society of Thoracic Surgeons 1995;60:1255-62
27. Joseph B. Zwischenberger et al. (1998) Comparison of Two Topical Collagen-Based Hemostatic Sponges During

Cardiothoracic Procedures Journal of Investigative Surgery, 12:101-106, 1998

28. M. Suwannurakas et al. a utilização de cola de fibrina como selante operatório na extração dentária em doentes com distúrbios hemorrágicos hemofilia 1999,5, 106-108

29. Blinder D, Manor Y, Martinowitz U, Taicher S, Hashomer T. Extracções dentárias em pacientes mantidos sob anticoagulante oral contínuo: Comparação de modalidades hemostáticas locais. Oral Surg Oral Med Oral Pathol Oral Radiol Endod 1999;88:-13740

30. Tan SR, Tope WD. Effectiveness of microporous polysaccharide hemospheres for achieving hemostasis in mohs micrographic surgery. Dermatol Surg 2004;30:90814-.

31. Yasuko Tomizawa MD Benefícios clínicos e análise de risco dos hemostáticos tópicos: uma revisão J Artif Organs (2005) 8:137-142 DOI 10.1007/s10047-005-0296-x

32. Kim JC, Choi SS, Wang SJ, Kim SG. Complicações menores após cirurgia de terceiros molares inferiores: Tipo, incidência e possível prevenção. Oral Surg Oral Med Oral Pathol Oral Radiol Endod 2006;102:411-.

33. Brent B. Ward at al. Procedimentos Dentoalveolares para o Paciente Anticoagulado: Literature Recommendations Versus Current Practice journal of aral and maxillofacial surgery, volume 65, número 8, agosto de 2007, páginas 1454-146

34. Fiss I, Danne M, Stendel R. Utilização de -selante hemostático de matriz de gelatina-trombina -em neurocirurgia craniana. Neurol Med Chir (Tóquio) 2007;47:4627-.

35. AlMubarak -S, AlAli -N, AbouRass -M, AlSohail -A, Robert A, AlZoman -K, et al. Avaliação de extracções dentárias, sutura e

INR na hemorragia pós-operatória de pacientes mantidos em terapia anticoagulante oral. Br Dent J 2007;203:15.

36. Srinath Samudrala, MD Agentes hemostáticos tópicos em cirurgia: Perspetiva do Cirurgião AORN JOURNAL - SETEMBRO 2008, VOL 88, NO 3

37. William D. Spotnitz e Sandra Burk Hemostats, sealants, and adhesives: components of the surgical toolbox transfusion, volume 48, julho de 2008, 1502-1514

38. Manimegalai AG. Um estudo comparativo sobre a eficácia de um adesivo de fbrina comercial (Tisseel) face -à -sutura de seda no fecho de feridas após procedimentos cirúrgicos periodontais. J Indian Soc Periodontol 2010;14:-2315

39. Gülsüm Ak et al. A avaliação de selantes de fibrina e adesivos de tecido em cirurgia oral entre pacientes com distúrbios hemorrágicos Turk J Hematol 2012; 29: 40-47 DOI: 10.5505/tjh.2012.07769

40. Morimoto Y, Niwa H, Minematsu K. Factores de risco que afectam a hemorragia pós-operatória após extração dentária em pacientes que recebem terapia antitrombótica oral. J Oral Maxillofac Surg 2011;69:15506-.

41. Beyazit Y, Kart T, Kuscu A, Arslan A, Kurt M, Aktas B, et al. Gestão bem sucedida da hemorragia após procedimentos dentários com a aplicação de um tampão de sangue: Um ensaio prospetivo num único centro. J Contemp Dent Pract 2011;12:-37984

42. Martin A. Schreiber, Md, Facs; Deborah J. Neveleff Obtenção de hemostasia com hemostáticos tópicos: Tomando decisões clínica e economicamente apropriadas nos cenários cirúrgico e de trauma AORN Journal November 2011 Vol 94 No 5 doi:

10.1016/j.aorn.2011.09.018

43. Orrett E. Ogle et al. Agentes hemostáticos Dent Clin N Am 55 (2011) 433-439 doi:10.1016/j.cden.2011.02.005

44. Ujam A, Awad Z, Wong G, Tatla T, Farrell R. Ensaio de segurança do agente hemostático Floseal(®) em cirurgia de cabeça e pescoço. Ann R Coll Surg Engl 2012;94:3369-.

45. Aslam et al. para avaliar a eficácia da aplicação local de solução de hemocoagulase em comparação com um placebo na cicatrização de feridas após extração dentária Revista AORN 2013.

46. Joshi et al. compararam o tempo de paragem da hemorragia entre o grupo teste (hemocoagulase) e o grupo controlo (pompom impregnado com placebo [1 mL de soro fisiológico]) após extracções ortodônticas bilaterais simétricas cirurgia oral e maxilofacial 2014

47. Eduardo Costa Studart Soares Eficácia hemostática pós-operatória da compressão com gaze embebida em ácido tranexâmico, esponja de fibrina e gaze seca após extrações dentárias em pacientes anticoagulados com doença cardiovascular: um estudo prospetivo e randomizado Oral Maxillofac Surg DOI 10.1007/s10006-014-0479-9 2014

48. Isao Ishikawa A irradiação com díodo emissor de luz azul-violeta (LED) controla imediatamente a hemorragia do alvéolo após a extração de dentes; observações clínicas e de microscopia eletrónica Photomedicine and Laser Surgery Volume 29, Número 5, 2011

49. Echave M, Oyagüez I, Casado MA. Utilização de foseal®, um -selante de matriz de gelatina e trombina humana-, em cirurgia: Uma revisão sistemática. BMC Surg 2014;14:111

50. Nasser Nooh et al. Os efeitos dos agentes hemostáticos surgicel e cera de osso na cicatrização óssea: Um estudo experimental Indian Journal of Orthopaedics | março 2014 | Vol. 48 | Issue 2
51. Roberto Pippi et al. A eficácia de um novo método utilizando um agente hemostático extra-alveolar após extracções dentárias em pacientes idosos em tratamento com anticoagulação oral: um estudo intra-paciente cirurgia oral e maxilofacial 2014
52. Solanki et al. Comparar o tempo de paragem da hemorragia, a dor à sexta hora e o inchaço entre os grupos de teste (hemocoagulase) e de controlo (compressa salina) após a realização de extracções cirurgia oral e maxilofacial 2015
53. Shenoy et al. Avaliar os efeitos da hemocoagulase tópica em alvéolos de extração intra-orais, bem como o impacto no processo de cicatrização Revista AORN 2015
54. Chung YJ, An SY, Yeon JY, Shim WS, Mo JH. Efeito de um gel de quitosana na hemostase e prevenção de adesão após cirurgia endoscópica dos seios nasais. Clin Exp Otorhinolaryngol 2016;9:1439-.
55. Patrick J. Vezeau, Agentes hemostáticos tópicos O que o cirurgião oral e maxilofacial precisa de saber Oral Maxillofacial Surg Clin N Am 28 (2016) 523-532
56. Santhosh Kumar MP Agentes hemostáticos locais na gestão da hemorragia em cirurgia oral Asian J Pharm Clin Res, Vol 9, Issue 3, 2016, 35-41
57. Salomão et al. Ácido tranexâmico como método de hemostase local após extração dentária em doentes medicados com varfarina: um estudo clínico controlado e aleatório Clinical Oral Investigations 2017 https://doi.org/10.1007/s00784-017-2327-4
58. Dr. Amit Mani at al. Rever a literatura relativa às aplicações de

vários agentes hemostáticos locais disponíveis na gestão da hemorragia em cirurgia oral, o seu mecanismo de ação, as suas indicações e contra-indicações cirurgia oral e maxilofacial 2018.

59. Ashwini R. Akolkar et al. Medidas de controlo da hemorragia durante procedimentos cirúrgicos orais e maxilofaciais: A Systematic Review Journal of Dental Research and Review | Volume 4 | Issue 4 | outubro-dezembro 2017

60. Gauri Gupta et al. Eficácia da hemocoagulase como agente hemostático tópico após extracções dentárias: Uma Revisão Sistemática Cureus 2018 10(3): e2398. DOI 10.7759/cureus.2398

61. Kumbargere Nagraj S et al. Intervenções para o tratamento da hemorragia pós-extração 2018 The Cochrane Collaboration

62. Henry T. Peng Agentes hemostáticos para o controlo da hemorragia pré-hospitalar: uma revisão narrativa Peng Military Medical Research (2020) 7:13

63. Sahib mohammad fisiologia do sangue al balyan university research gate 2021

64. Kumar S et al. tempo necessário para a hemostase sob pressão do alvéolo de extração dentária Indian J Dent Res [serial online] 2019 [citado 2022 junho 16] 30-894-8

65. S Kakoei Um estudo comparativo in vivo da reação tecidular de quatro materiais de sutura Iran Endod J , 5(2) (2010) pg 69

66. K Srinivasulu, N. Dhiraj Kumar Uma revisão das propriedades das suturas cirúrgicas e das suas aplicações no domínio médico International J Res Eng Technol, 2 (2) (2014), pp. 85-96

67. Chitra Chakarborty suturing in oral and maxillofacial surgery capítulo 11 , pg no. 154- 155

68. Neuffer MC, McDivitt J, Rose D, King K, Cloonan CC, Vayer JS. Pensos hemostáticos para o socorrista: uma revisão. Mil Med.

2004;169(9):716-20.

69. Pusateri AE, Delgado AV, Dick EJ Jr, Martinez RS, Holcomb JB, Ryan KL. Application of a granular mineral-based hemostatic agent (QuikClot) to reduce blood loss after grade V liver injury in swine. J Trauma. 2004;57(3):555-62.

70. Peng T. Biomaterials for hemorrhage control (Biomateriais para controlo de hemorragias). Trends Biomater Artif Organs. 2010;24(1):27-68.

71. Kamoh A, Swantek J. Hemostasia em cirurgia oral. Dent Clin North Am. 2012; 56(1):17-23.

72. Brodbelt AR, Miles JB, Foy PM, Broome JC. Celulose oxidada intra-espinhal (cirúrgica) causando paraplegia tardia após toracotomia: Um relato de três casos. Ann R CollSurg Engl.2002;84(2):97-9.

73. McCarthy JR. Methods for assuring surgical hemostasis (Métodos para garantir a hemostasia cirúrgica). Denver. 2009;137-94.

74. Samudrala S. Agentes hemostáticos tópicos em cirurgia: A perspetiva de um cirurgião. AORN J 2008;88(3): 02-11.

75. Schreiber MA, Neveleff DJ. Conseguir a hemostase com hemostáticos tópicos: Tomar decisões clínica e economicamente adequadas no contexto cirúrgico e de trauma. AORN J 2011;94(5): 11-20.

76. McCarthy JR. Métodos para garantir a hemostase cirúrgica. In: Rothrock JC, Seifert PC, editores. Assisting in Surgery: Patient Centered Care. 2009;137-94.

77. Schreiber MA, Neveleff DJ. Conseguir a hemostase com hemostáticos tópicos: Tomar decisões clínica e economicamente adequadas em contextos cirúrgicos e de trauma. AORN J

2011;94(5): S1-20.

78. Ogle OE. Hemorragia perioperatória. Em: Dym H, Ogle OE, editores. Atlas de Cirurgia Oral Menor. Philadelphia, PA: W.B. Saunders; 2000. p. 62-3.

79. Andreoli TE, Bennett JC, Carpenter CC, Plum F. Platelets and primary hemostasis. Cecil Essentials of Medicine. 4a ed. Philadelphia, PA: WB Saunders;1997. p. 403.

80. CollaPlug [folheto informativo]. Plainsboro, NJ: Integra Life Sciences Corp.; 2001.

81. Qin-Shang Z, Qing-Zhong. Aplicação de gaze estíptica solúvel em S-99 em feridas. Beijing Xuan Wu Hospital, Departamentos de Patologia e Estomatologia. Pequim, China Comunicação pessoal; 31 de dezembro de 1982.

82. Spotnitz WD, Burks S. Hemostáticos, selantes e adesivos: Componentes da caixa de ferramentas cirúrgica. Transfusion 2008;48(7):1502-16.

83. Szpalski M, Gunzburg R, Sztern B. An overview of blood-sparing techniques used in spine surgery during the perioperative period. Eur Spine J 2004;13 Suppl 1: S18- 27.

84. Ward BB, Smith MH. Procedimentos dentoalveolares para o paciente anticoagulado: Recomendações da literatura versus prática atual. J Oral MaxillofacSurg 2007;65(8): 1454-60.

85. Spangler D, Rothenburger S, Nguyen K, Jampani H, Weiss S, Bhende S. Atividade antimicrobiana in vitro da celulose regenerada oxidada contra microrganismos resistentes a antibióticos. Surg Infect (Larchmt) 2003;4(3):255-62.

86. Tomizawa Y. Benefícios clínicos e análise de risco dos hemostáticos tópicos: A review. J Artif Organs 2005;8(3):137-42.

87. Wagner WR, Pachence JM, Ristich J, Johnson PC. Análise

comparativa in vitro de agentes hemostáticos tópicos. J Surg Res 1996;66(2):100-8.

88. Schreiber MA, Neveleff DJ. Conseguir a hemostase com hemostáticos tópicos: Tomar decisões clínica e economicamente adequadas em contextos cirúrgicos e de trauma. AORN J 2011;94(5): S1-20.

89. Spotnitz WD, Burks S. Hemostáticos, selantes e adesivos: Componentes da caixa de ferramentas cirúrgica. Transfusion 2008;48(7):1502-16.

90. Spotnitz WD, Burks S. Revisão do estado da arte: Hemostáticos, selantes e adesivos II: Atualização, bem como como e quando utilizar os componentes da caixa de ferramentas cirúrgica. ClinApplThrombHemost 2010;16(5):497- 514.

91. Spotnitz WD, Burks S. Hemostáticos, selantes e adesivos III: Uma nova atualização, bem como considerações sobre o custo e a regulamentação dos componentes da caixa de ferramentas cirúrgica. Transfusion 2012;52(10):2243-55.

92. Achneck HE, Sileshi B, Jamiolkowski RM, Albala DM, Shapiro ML, Lawson JH. Uma revisão abrangente dos agentes hemostáticos tópicos: Eficácia e recomendações de utilização. Ann Surg 2010;251(2):217-28.

93. Bornert F, Gros CI, Schmittbuhl M, Manière MC. Gestão hemostática em pacientes pediátricos com doença de von Willebrand tipo I submetidos a cirurgia oral: Relato de caso e revisão da literatura. J Oral MaxillofacSurg 2011;69(8):2086-91.

94. Peisker A, Raschke GF, Schultze-Mosgau S. Gestão da extração dentária em pacientes com hemofilia A e B: Um relatório de 58 extracções. Med Oral Patol Oral Cir Bucal 2014;19(1):55-60.

95. Ogle OE, Swantek J, Kamoh A. Agentes hemostáticos. Dent Clin

North Am 2011; 55:433- 9.

96. Robinson PD. Extração de dentes: Um Guia Prático (Capítulo 5). Oxford: Elsevier, 2000.

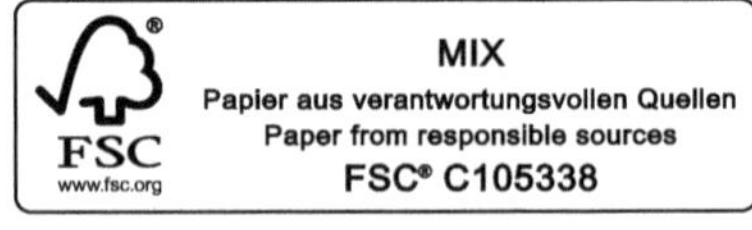

Printed by Books on Demand GmbH, Norderstedt / Germany